Wegweiser durch die Kosmetik-Welt

Tipps und Infos für eine natürliche Hautpflege

Als Anerkennung für alle ausgezeichneten Naturkosmetikerinnen

Danke, dass ihr für eure Kunden da seid und aus Liebe zu Mensch und Natur großartige Arbeit leistet!

Danke Martin, für das wunderbare Cover und die fabelhafte Homepage.

Danke Karin und Ursula für das Testlesen und das gute Feedback.

Danke Franziska für dein beeindruckendes Lektorat.

Danke Heike, Hanna, Ursula, Claudia, Elke, Marianne, Sybille und Sandra für die interessanten Erzählungen aus euren Kosmetikinstituten.

Marianne Nick

Wegweiser durch die Kosmetik-Welt

Tipps und Infos für eine natürliche Hautpflege

Band 3
Von Natur aus schön

Bibliografische Information der Deutschen Nationalbibliothek:

Die Deutsche Nationalbibliothek verzeichnet diese Publikation in der Deutschen Nationalbibliografie; detaillierte bibliografische Daten sind im Internet über http://dnb.dnb.de abrufbar.

Fotos mit freundlicher Genehmigung von Silvia Schütz

Lektorat Franziska Aschenauer

Titelbild/ Rückseite und weitere: Shutterstock

Es ist Zweck dieses Buches zu bilden und zu unterhalten. Die Autorin übernimmt keine Haftung für Schäden jeglicher Art, die direkt oder indirekt bei der Anwendung der in diesem Buch vorgestellten Rezepturen und Tipps entstehen können. Die Inhalte des Buches stellen, trotz sorgfältiger Recherche und eigenen Erfahrungen keinesfalls einen Anspruch auf Vollständigkeit und Richtigkeit im schulmedizinischen Verständnis. Bei unklaren Beschwerden der Haut oder ernsthaften Hauterkrankungen sollte immer ein Arzt aufgesucht werden. Weder Autorin, Herausgeber, noch Händler haften gegenüber Käufern oder anderen Personen oder Gesellschaften.

Herstellung und Verlag: BoD – Books on Demand, Norderstedt

ISBN: 9783752849066

Inhaltsverzeichnis

Wegweiser durch die Kosmetik-Welt

Egal, ob mit 20, 40 oder 60. Eine schöne Haut trägt zum Wohlbefinden und mehr Selbstbewusstsein bei.

Gehörst du zu den Personen, die sich gern pflegen und die eigene Schönheit unterstreichen wollen? Ohne dabei deine Gesundheit oder die Umwelt zu schädigen? Sind natürliche Rohstoffe und ein schonender Umgang mit den Ressourcen der Welt bedeutend für dich?

Kosmetikwerbung verspricht uns straffe strahlende Haut, Jugendlichkeit und Hautgesundheit. Traumhafte Models stellen besondere Innovationen und Schönheitselixiere vor. Nahezu alle Firmen behaupten nachhaltig und fair zu produzieren. Bloß, was steckt tatsächlich hinter den Werbeslogans und in den Produkten? Wie kannst du ohne Chemiestudium schädliche von pflegenden Inhaltsstoffen unterscheiden bzw. überhaupt die Liste der Inhaltsstoffe (INCI) verstehen? Immer häufiger lesen wir über kritische Inhaltsstoffe in Kosmetika. Was verbirgt sich dahinter?

Pflanzenkosmetik, vegane und natürliche Kosmetik boomen. Was bedeuten diese Begriffe und welche Unterschiede gibt es zwischen konventioneller Kosmetik, Naturnaher-, Pflanzen-, Natur- und Biokosmetik?

Mit dem Wegweiser durch die Kosmetik-Welt erkennst du leere Versprechen der Hersteller und den tatsächlichen Nutzen eines Produktes. Denn gleichzeitig zu den schönen Werbefilmchen wächst die Anzahl der Menschen mit trockener, dünner und empfindlicher Haut! Selbst schon bei Kindern. Informationen, natürliche Alternativen und hautfreundliche Lösungen findest du in diesem Buch.

Leicht verständlich und interessant dargestellt, denn es soll dir Spaß machen, dich im dichten Dschungel der Kosmetikwelt zu bewegen und die richtigen Produkte für dich herauszusuchen.

Mit dem richtigen Wissen über die tägliche individuelle Pflege und über deine Hautbedürfnissen, ist es einfach, abgestimmte und wohltuende Kosmetikprodukte einzukaufen.

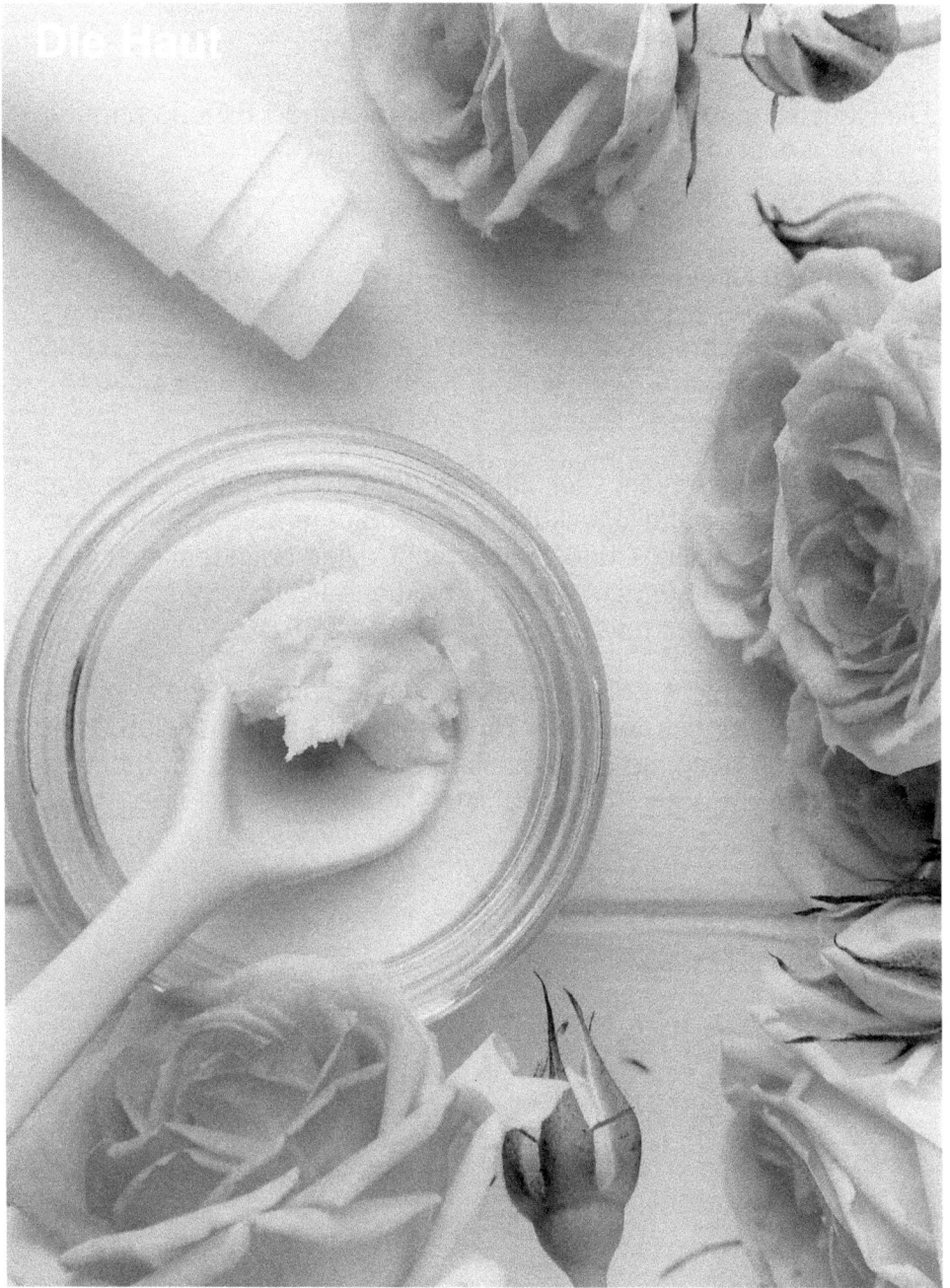

Die Haut

11

Die Haut

Die Haut ist unser größtes Sinnesorgan mit rund 1,8 Quadratmeter Fläche und ca. 1,5 – 4 mm Dicke.

Sie besteht aus 3 wesentlichen Schichten.

Ganz außen ist die Epidermis, auch Oberhaut genannt. Sie ist ca. 0,05 (Augenlid) bis 2 Millimeter (Fußsohle) dick. Die Epidermis besteht aus mehreren übereinander geschichteten Platten und 5 weiteren Schichten. Von außen nach innen sind dies: Horn-, Glanz-, Körnerzellen-, Stachelzell- und Basalschicht.

In der zweiten Schicht, der Dermis (Lederhaut) findet sich das Bindegewebe, glatte Muskulatur und Blutgefäße. Die Dermis besteht aus Papillen- und Netzschicht. Hier befinden sich u.a. Talg- und Schweißdrüsen. Deren Funktionen lassen im Laufe des Lebens immer mehr nach.

Die dritte Schicht, die Subcutis (Unterhaut) enthält große Blutgefäße, Nerven, lockeres Bindegewebe und Fettzellen. Hier befinden sich auch die Sinneszellen, die u.a. Druck und Schmerz weiterleiten.

Die Haut und ihre Aufgaben

Sie schützt den Körper vor dem Eindringen von Krankheitserregern, schädlichen Stoffen und UV-Strahlen. Bei entsprechender Pflege und Eigenschutz kann die Haut gesund und heil bleiben.

Wenn Keime eindringen, bildet die Haut Antikörper in ihren Schutzzellen (Langerhans-Zellen). Diese bekämpfen Infektionen und das gesunde Gleichgewicht der Haut wird wieder hergestellt.

Sie reguliert das Wärme- und Kälteempfinden des Körpers. Dabei stehen 30.000 Kälte- 3000 Wärmerezeptoren gegenüber.

Durch die Information der Rezeptoren, öffnen sich an warmen Tagen die Poren und die Haut wird gut durchblutet. Der entstehende Schweiß gibt die Wärme nach außen ab und der Körper wird gekühlt.

Bei Kälte hingegen verengen sich die Poren und Hautgefäße. So bleibt das Blut im Körperinneren, damit wir nicht zu viel Wärme verlieren und lebenswichtige Organe versorgt sind.

Es ist inzwischen nachgewiesen, dass Frauen tatsächlich schneller frieren als Männer. Ihre Kälterezeptoren sind dichter an der Hautoberfläche.

Die Haut leitet nicht nur die Temperatur durch Rezeptoren an den Körper weiter, so dass wir Wärme und Käte spüren, sondern auch Sinneswahrnehmungen wie Druck und Schmerz. Tast- und Haarfollikelrezeptoren lassen uns fühlen und die Härchen aufstellen.

Die Haut atmet. Sie nimmt Sauerstoff auf und gibt Kohlendioxid ab. Sie ist ein Aufnahme- und Ausscheidungsorgan. Die Haut nimmt leider auch Stoffe auf, die nicht gut für sie sind. Deshalb sollten Fette, wie Mineralöle und Silikone, die die Poren verschließen und in konventioneller Kosmetik enthalten sind, vermieden werden.

Durch Sonne bildet sie Vitamin D. Das Vitamin hält Haut und Körper gesund.

Auf der Hautoberfläche findet man die Hautflora. Sie besteht aus tausenden Mikroorganismen, d.h. aus Bakterien und Pilzen. Die Mikroorganismen erzeugen auf der Haut Stoffwechselprodukte, die die positiven Funktionen der Haut (Aufnahme, Ausscheidung, Atmung) fördern und erhalten. Ihre Enzyme schützen sie vor Infektionen, Erregern und schädigenden Keimen.

Sekret, Fett, Feuchtigkeit, Hautschüppchen und Talg bilden die Hautschutzbarriere, auch Hautschutzmantel, Hydro-Lipidmantel oder Säureschutzmantel genannt.

Alles was Wasser enthält, hat einen PH-Wert, so auch die Haut. „Potentia Hydrogenii" kommt aus dem Lateinischen und bedeutet „Wasserstoffionenkonzentration". Der PH-Wert zeigt an, wie sauer oder basisch die Haut bzw. ein Produkt ist. Dazu braucht es eine wässrige Lösung, die wir sowohl auf dem Hydro-Lipidmantel, als auch in einigen Pflegeprodukten messen können. Reine Pflanzenöle und ätherische Öle haben keinen PH-Wert, da darin kein Wasser enthalten ist. Der saure Bereich liegt zwischen 0 und 7, der basische zwischen 7 und 14. Hautneutral ist ein Produkt bei einem Wert von 7. Der PH-Wert liegt bei der gesunden Haut zwischen 5,4 und 5,9. Die Haut ist also leicht sauer.

Hautflora und Hautschutzmantel wirken als gemeinsame Barriere, die eine gesunde Haut gewährleistet. Ist sie intakt, schützt sie die Haut vor dem Austrocknen, gegen Reizungen, Allergien und Infektionen. Erst wenn dies nicht mehr der Fall ist, beispielsweise durch eine unzureichende, zu aggressive oder falsche Pflege, haben Keime überhaupt eine Chance in die Haut zu gelangen. Diese können Entzündungen, Infektionen und Akne hervorrufen. Es gilt also die

Hautschutzbarriere stabil zu halten, um langfristig eine schöne Haut zu erhalten.

Zudem solltest du deinen Hauttyp, oder auch –zustand, kennen, der sich im Laufe des Lebens stetig verändert. So kannst du immer die richtige Pflege für deine Hautbedürfnisse heraussuchen. Folgend ein paar kurze Anhaltspunkte, wie du deinen Hautzustand erkennen kannst und welche Inhaltstoffe von Kosmetika dafür geeignet sind. Die Auswahl ist natürlich noch bedeutend größer.

Normale Haut
hat einen ebenmäßigen Teint, feine Poren und eine gesunde Durchblutung. Sie benötigt Feuchtigkeit, Lipide (Fette) und Schutz. Kokosfett, Mandelöl und Orangenblütenwasser halten die Haut normal und zart. Dieser Hautzustand kommt überwiegend bei jungen Leuten vor, bis zu 30 Jahren. Die Pflege ist unkompliziert.

Trockene Haut
erkennst du an ungleichmäßigem Teint, Trockenheitsfältchen, Rötungen und eventuell Schuppungen. Sie spannt schnell und benötigt zusätzlich feuchtigkeitsspendende und –bindende Rohstoffe wie Aloe Vera, Arganöl und Sheabutter, sowie Rosen- und Lavendelwasser. Das ätherische Öl Neroli besänftigt trockene, schuppige Haut.

Die Haut wird vor allem im Alter immer trockener. Durch chemische Waschmittel, extreme Hygiene und austrocknende Kosmetika, sind jedoch auch immer mehr junge Menschen betroffen.

Reife, anspruchsvolle Haut
ist dünn, trocken und hat Falten und Fältchen, Altersflecken und Pigmentstörungen. Gefäßstärkende, straffende und gegen Hyperpigmentierung wirkende Rohstoffe sind hier sinnvoll. Wildrosenöl, Granatapfelsamenöl, Rosenöl, Rosen-, Sandelholz und Immortellenwasser, sowie Süßholzextrakt verbessern das Hautbild deutlich. Je nach Lebensstil und Belastung der Haut geht man von einem Alter ab 45/ 50 Jahren davon aus.

Empfindliche Haut
weist oft durchscheinende Blutgefäße auf und ist sehr hell. Sie reagiert schnell mit Rötungen, beispielsweise bei Temperatur-unterschieden, Konsum von Alkohol oder Anspannung. Sie neigt zu Spannungen, Ausschlägen und Allergien. Oberste Priorität hat hier die Wiederherstellung des Hautschutzmantels durch be-ruhigende und entzündungshemmende Wirkstoffe wie Kamelien-samenöl, Calendulaöl, Lavendel, Manuka und Kamille, sowie Lavendel- und Immortellenwasser. Diesen Hautzustand findet man in allen Altersklassen.

Unreine Haut/ Akne
kann sowohl bei fettiger, als auch bei trockener Haut auftreten. Die Talgdrüsen produzieren zu viel Sebum (Talg). Die Folge sind Pickel, Unreinheiten, Akne, Rötungen, Entzündungen, Vernarbun-gen und ein unruhiger, unebenmäßiger Teint. Hier helfen reinigende und talgregulierende ätherische Öle, wie Salbei, Manuka und Teebaumöl sowie pflanzliche Öle wie Inka Nuss Öl, Traubenkernöl und Wildrosenöl. Teebaum- und Lavendelwasser geben der Haut Feuchtigkeit und wirken ausgleichend.

Akne richtig behandeln

Eine knapp 19 Jahre junge Kundin kam vor etwa 2 Jahren mit einer starken Akne zu mir. Sie war wegen dieser Akne bereits beim Dermatologen und ihr wurde eine Salbe verschrieben, die in einer Apotheke speziell für sie zusammengerührt wurde. Auch war sie über etwa drei Monate regelmäßig zur Ausreinigung in der Praxis des Dermatologen. Nachdem jedoch absolut keine Besserung eintrat kam sie nach einer Google Suche auf mein Naturkosmetik-Studio. Bei unserem telefonischen Erstkontakt hat sie mir ihre „Leidensgeschichte" kurz erzählt und ich habe sie gebeten zu unserem Termin ihre Pflegeprodukte und auch die Creme ihres Dermatologen mitzubringen.

Etwa eine Woche später erschien dann eine ziemlich verzweifelte junge Frau bei mir, die abgesehen von ihrer Arbeit kaum mehr aus dem Haus gehen wollte.

Ihre tägliche Pflegeroutine bestand ausschließlich aus konventionellen Produkten und sah wie folgt aus: Waschen mit einem Anti-Pickel-Waschgel, Anti-Pickel Fluid, die Creme des Dermatologen wurde aufgetragen, die Pickel mit einem Abdeckstift kaschiert und zum Abschluss ein stark deckendes Make-Up aufgetragen. Durch die konventionellen und meist alkoholhaltigen Anti-Pickel Produkte war ihre Haut stark ausgetrocknet und sehr gereizt. Die Ernährungsgewohnheiten der Kundin waren abgesehen von gelegentlichem Schokoladen-Frust- und Stress-Essen ziemlich gesund. (Anmerkung: Ernährung, Stress etc. haben einen großen Einfluss auf das Hautbild).

Während meiner naturkosmetischen Behandlung, bei der ich unter anderem mit Manuka-Honig und Heilerde sowie einer Lein-samenpackung mit weißem Tee, Spirulina und verschiedenen abgestimmten Inhaltsstoffen gearbeitet habe wurde die Haut bereits sicht- und spürbar „entspannter".

Die meisten „Verkrustungen" um die entzündeten Pickel konnten gelöst und durch eine ausgiebige Gesichts-Lymphdrainage auch die Rötungen gemildert werden. Nach etwa einer halben Stunde Behandlungszeit ist die Kundin, die anfangs unter einer starken Anspannung stand, eingeschlafen...

Während der Einwirkzeit der Leinsamenpackung habe ich mir die Inhaltsstoffe der von ihr verwendeten Pflegeprodukte inklusive der Salbe des Dermatologen aus der Apotheke genauer angesehen. Wirklich alle enthielten bedenkliche, zum Teil auch sehr bedenkliche Inhaltsstoffe (www.codecheck.info).

Glücklicherweise hat sich die Kundin darauf eingelassen ihre Pflege auf eine zertifizierte Biokosmetik umzustellen. Ich habe ihr eine Sheabutter-Serie empfohlen um die Haut zu beruhigen und wieder ins Gleichgewicht zu bringen. Nachdem der Verzicht auf dekorative Kosmetik – selbst nur temporär - für sie absolut nicht in Frage kam, habe ich ihr den Tipp gegeben, dekorative Natur-Kosmetik zu verwenden um die „bio-gepflegte" Haut nicht abschließend wieder mit mineralölhaltigen Produkten zu überdecken.

Kurz, diese Kundin war im Abstand von ca. 4 Wochen zur Behandlung jeweils mit Ausreinigung und einer Leinsamen-packung bei mir und hat zuhause tatsächlich konsequent ausschließlich die empfohlenen, zertifizierten Bioprodukte und natürliche dekorative Kosmetik verwendet.

Nach etwa 2-3 Monaten hatten wir Probleme im Griff. Die Akne war, bis auf eine kleine Stelle an der Stirn, abgeheilt. Meine Kundin war absolut glücklich und ist bis heute eine treue Stammkundin und Bio-Kosmetik-Verwenderin geblieben.

Elke Korn-Markl, NaturReich Bio-Wellness, Reit im Winkl

Fettige Haut
ist ölig, glänzt und ist oft mit Unreinheiten oder Akne verbunden. Sie benötigt mattierende und talgregulierende Naturprodukte. Hamamelis-, Myrten- und Pfefferminzwasser verfeinern die Poren und kühlen die Haut. Das ätherische Öl Salbei reduziert ein Zuviel an Sebum und Talg. Reismehl und pflanzliche Cellulose mattieren den Teint.

Mischhaut
zeichnet sich durch trockene und fettige Partien aus. Die T-Zone (Stirn, Nase, Kinn) ist dabei fettig und glänzend, die Wangen sind trocken. Dieser Hautzustand benötigt ausgewogene Feuchtigkeit und Lipide (Fett), um die Hautschutzbarriere aufrecht zu erhalten. Grüntee, Hamameliswasser, Neroli und Traubenkernöl können das Hautbild verbessern.

Zusammenfassend die Pflegebedürfnisse der einzelnen Hautzustände:	
Normale Haut	Feuchtigkeit, Lipide und Schutz
Trockene Haut	Feuchtigkeitsspendende und feuchtigkeitsbindende Rohstoffe, Lipide und Schutz
Reife Haut	Gefäßstärkende Rohstoffe
Empfindliche Haut	Beruhigende, entzündungshemmende Inhaltsstoffe
Unreine Haut	Reinigende und talgregulierende Öle
Fettige Haut	Mattierende und talgregulierende Pflanzenstoffe
Mischhaut	Ausgewogene Feuchtigkeit und Lipide

20

Kritische Inhaltsstoffe
& Werbeversprechen

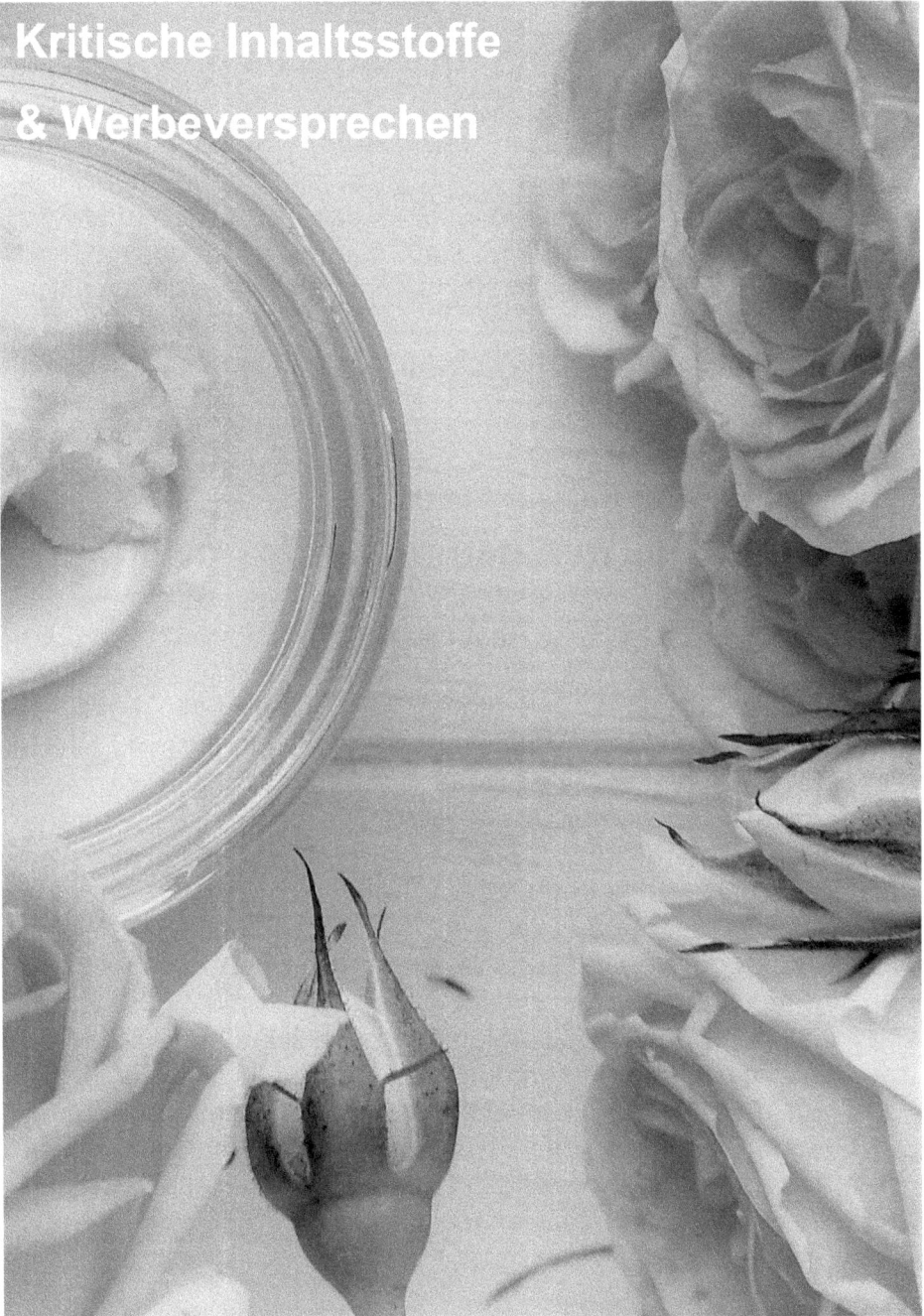

Kritische Inhaltsstoffe & Werbeversprechen

Kosmetikwerbung verspricht uns straffe strahlende Haut, Jugendlichkeit und Hautgesundheit. Was steckt denn tatsächlich hinter den Werbeversprechen und in den Produkten und wie kannst du den Nutzen für deine Haut erkennen? Immer häufiger lesen wir über kritische Inhaltstoffe in Kosmetika. Was verbirgt sich dahinter? Wie kannst du die Liste der Inhaltsstoffe (INCI) verstehen? In diesem Kapitel bekommst du Antwort auf all diese Fragen.

Konventionelle und naturnahe Kosmetik

Darunter versteht man handelsübliche Kosmetik, die in Supermärkten, Drogerien, Parfümerien, im Internet und über Direktvertrieb erhältlich ist. Sie kann extrem günstig, aber auch sehr hochpreisig sein. Die Hersteller können eine Fülle an Rohstoffen nutzen. So findest du in den Produkten rein synthetisch hergestellte Rohstoffe, die es in der Natur gar nicht gibt, genauso wie der Natur nachempfundene Stoffe (sogenannte naturnahe Rohstoffe) aus dem Labor. Sie enthalten sowohl tierische (von gequälten und getöteten Tieren), als auch rein pflanzliche Inhaltsstoffe, raffinierte Öle und sogar Mikroplastik. Einige Inhaltsstoffe greifen den Hautschutzmantel an und zerstören ihn: Bekannt geworden sind Formaldehyd und Aluminium. Die vielen Chemikalien führen zu Allergien, unreiner Haut und anderen unerwünschten Nebenwirkungen. Weder auf die Umwelt, noch auf Fair Trade muss bei der Produktion Rücksicht genommen werden. Die Gefahr, Haut und Umwelt negativ zu beeinflussen besteht heute noch. Beim rosa wie beim blauen Topf (Tiegel) und vielen weiteren auch....Rate mal, wen ich da meine...

Es hat lange gedauert, bis Kosmetikhersteller die Inhaltsstoffe ihrer Produkte endlich deklarieren mussten. So gelangten zuvor Stoffe in die Produkte, die dort nichts zu suchen haben und nur für den Unternehmensgewinn nützlich waren.

Erst 1997 wurde die Deklarationspflicht für Produktinhaltsstoffe in den EU-Ländern eingeführt, so dass sich der Verbraucher ein Bild machen kann. Vorausgesetzt er kann den INCI (International Nomenclature of Cosmetic Ingredients) lesen.

Tierversuche für Kosmetika sind in der EU erst seit März 2013 verboten.

Was ist ein INCI?

Die Inhaltsstoffliste eines Produktes ist der sogenannte INCI (International Nomenclature of Cosmetic Ingredients). Die Inhaltsstoffe (Ingredients) werden in absteigender Reihenfolge auf den Produkten angegeben. Je mehr von einem Rohstoff enthalten ist, desto weiter oben steht er in der INCI-Liste. Die lateinische/ englische Angabe ist vorgeschrieben. Seriöse Kosmetikhersteller verwenden zusätzlich die deutsche Erklärung. Verbraucher können sich demzufolge informieren, was in ihren Kosmetikprodukten enthalten ist. Ideal für Allergiker, denn sie können in ihrem Allergiepass nachschauen, ob sie alle Inhaltsstoffe eines Produktes vertragen.

Durch die Deklarationspflicht und durch Verbraucher-Apps wie Code Check, Stiftung Warentest und Ökotest, die die Inhaltsstoffe analysieren, kommt ans Licht, was in Tuben und Tiegeln wirklich steckt. Und das ist bitter nötig. Denn nicht alles, was in Kosmetik drin ist, ist auch gut für die Haut.

Den INCI verstehen

Um den INCI bildlich darzustellen und verständlich zu machen, dienen die Inhaltsstoffe eines bekannten deutschen Produkts für schlappe 9 Euro, mit wunderbar klingendem, zartem Namen und rosa Tiegel für die junge Haut der Erklärung:

1. Aqua, 2. Paraffinum 3. Liquidum, *4.* Cera Microcristallina, 5. Petrolatum, 6. Lanolin, 7. Methyl Glucose Isostearate, 8. Propylene Glycol, 9. *Cyclopentasiloxane, 10.* Glycerin, 11. Diisostearoyl Polyglyceryl-3 Dimer Dilinoleate, 12. Hydrogenated Castor Oil, 13. Sorbitol, 14. Magnesium Sulfate, 15. Butylene Glycol, 16. Pentylene Glycol, 17. Tocopheryl Acetate, 18. *Retinyl Palmitate,* 19. Citric Acid, 20. *Tetrasodium EDTA,* 21. *Parfum.*

So, was ist also drin?

1. Wasser, 2. Mineralöl, 3. Paraffinwachs, 4. Vaseline, 5. Wollwachs aus den Talgdrüsen von Schafen, 6. Emulgator, 7. *Trägerstoff, 8. hormonell veränderndes Silikonöl,* 9. wasserbindendes Glycerin, 10. pflanzlicher Emulgator, 11. Rizinusöl, 12. Feuchthaltemittel Sorbitol, 13. Mineralien, 14. Schwefelsäure-Salze, 15. Lösungsmittel, 16. Lösungsmittel, 17. *Antioxidans, 18. bedenkliches Vitamin A Derivat,* 19. Zitronensäure, 20. *kritischer Stabilisator, 21. Duftstoff*

In der Werbung wird das Produkt als „Hautretter gegen Pickel" empfohlen. Inhaltsstoffe, die die Talgproduktion regulieren finde ich keine. Dafür vier Erdölderivate (Nr. 2,3,4,8), die die Poren verstopfen, als totes Material auf der Haut liegen, im Verdacht stehen Krebs zu verursachen und weder vom Körper noch von der Natur abbaubar sind. Über Wollwachs (Wollfett) kann man diskutieren. Ich bin kein Fan davon, denn das Schaffell wird vor dem Scheren oft mit Pestiziden behandelt, die dann auch im Lanolin enthalten sind. Alle kursiv geschriebenen Inhaltsstoffe sind sogar bedenklich für die Haut. Pflege? Schutz? Zart? Das sieht anders aus.

Du kannst den INCI nicht lesen, weil er zu klein geschrieben ist? Dann nimm dein Handy, mach ein Foto davon und scroll es auf. So hast du eine angenehme Schriftgröße, um in Ruhe die Inhaltsstoffe zu analysieren.

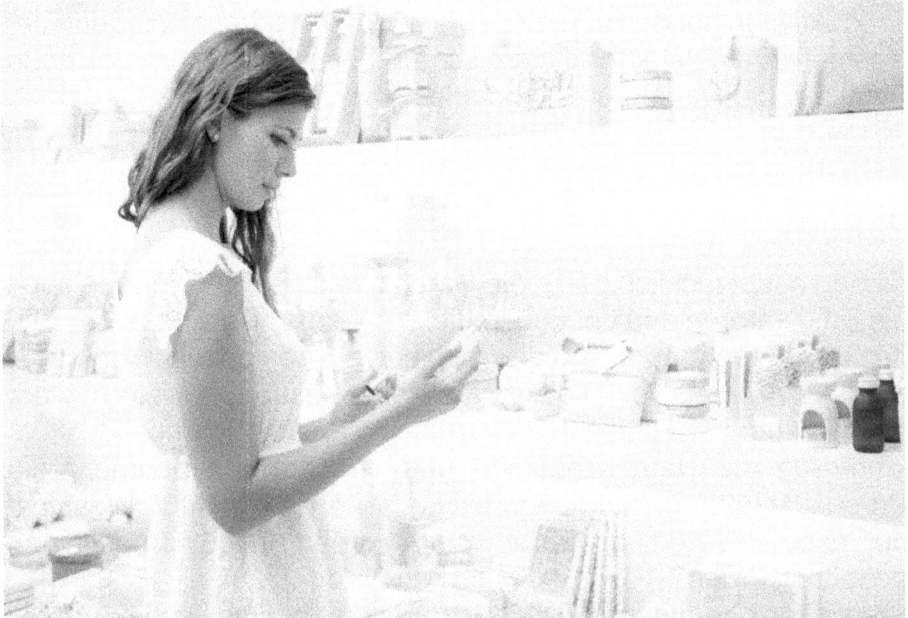

Inhaltsstoffe konventioneller Kosmetik

Die konventionelle Kosmetik kann auf tausende Rohstoffe zurückgreifen. Die Fülle ist groß und die Auswirkungen auf Haut und Körper ebenfalls. Im Folgenden sind nur einige gut erforschte Inhaltsstoffe genannt, die du unbedingt kennen und vermeiden solltest, da sie zu den kritischen Inhaltsstoffen zählen. Ich erkläre sie kurz und nenne dir Vor- und Nachteile, die für deine Kaufentscheidung und Hautgesundheit bedeutsam sind. Die Produktlisten haben keinen Anspruch auf Vollständigkeit, denn der Kosmetikmarkt ist sehr dynamisch und bietet immer wieder neue Inhaltsstoffe, Namen und Produkte.

Tenside

dienen hauptsächlich dazu, die Haut zu reinigen. Sie können auch als Emulgatoren und Lösungsmittel eingesetzt werden. Sie sind in der Regel recht aggressive waschaktive Substanzen. So findest du zum Beispiel Sodium laureth sulfat in vielen stark schäumenden Reinigungsprodukten und Shampoos, die langfristig die Haut schädigen und austrocknen. Je mehr ein Produkt schäumt, desto aggressiver ist es für die Haut. Wusstest du, dass mit Sodium laureth sulfat große Industriemaschinen entfettet werden?

Starke Tenside machen die Haut durchlässig. Das Problem dabei ist, dass dadurch Schadstoffe leichter in die Haut eindringen, die Allergien auslösen können. Finger weg, vor allem aber bei empfindlicher und unreiner Haut.

Manche Wissenschaftler warnen vor Umweltschäden durch Tenside. Andere sagen, dass Tenside zumindest teilweise abbaubar sind. Bezüglich der Umwelt ist es folglich noch strittig, ob Tenside biologisch abbaubar sind oder nicht.

Tenside verbergen sich hinter den Begriffen:
Sodium laureth sulfat, Sodium lauryl sulfat, Mipa-Laureth Sulfate, Laureth-4, Natriumlaurylethersulfat, Alkylbenzol-sulfonate, Alkylpolygly-coside, Isoceteth 20, Fettalkohol-ethoxylate und Esterquats. Es gibt sehr viele Bezeichnungen dafür, so dass diese Auflistung nicht vollständig ist.

Produkte, die Tenside enthalten:
Gesichtsreinigung, Duschbalsam, Badeöl, Shampoo, Spülung, Seife, Zahnpasta, Augen Make-up Entferner, Haarpflegeprodukte, Rasierschaum, etc.

Vorteile	Nachteile
Günstig	Hautreizend
Lange haltbar	Potentiell umweltbelastend
Gleichbleibende Qualität	Potentiell krebserregend
	Hautschutzbarriere wird geschwächt

Die Lösung
Zuckertenside auf der Basis von biologischem, naturbelassenem Kokosöl oder Glucose, sind sanft zur Haut und schäumen nur leicht. Heil- und Tonerden kannst du mit Wasser mischen und die Haut damit gründlich reinigen. Pflanzenölseifen sind mild und haben eine gute Waschkraft. All diese Alternativen sind zudem biologisch abbaubar.

Erdölprodukte

Die sogenannten „Erdölderivate" sind alle aus Erdöl gewonnen und sehr oft als Basis in konventioneller Kosmetik zu finden. Dazu zählen Mineralöle, Silikone, Siloxane, Vaseline und Polyethylenglykol (PEG). Langfristigen Nutzen bieten Produkte auf Erdölbasis nicht. Die Haut wird abgedichtet und die Poren verschlossen, weil das Öl auf der Hautoberfläche verbleibt. Sie kann dadurch weder richtig atmen, noch Nährstoffe aufnehmen oder Talg und Fette ausscheiden.

Mineralöle

Die braune, stinkende Masse aus der Erde wird zwischen 120 und 250 Grad raffiniert, so dass ein durchsichtiges, geruchloses, totes Öl entsteht. Mineralöl wird als Ersatz für hochwertige, teure pflanzliche Öle verwendet. Es liegt auf Haut oder Haar wie ein Film und lässt die Haut zunächst prall und die Haare glänzend wirken.

Da wichtige Hautstoffwechselprozesse durch das Mineralöl unterbunden werden, kommt es in der Folge zu Unreinheiten, fahler und schlecht durchbluteter Haut.

Momentan wird eine chemische Verbindung namens MOAH (Mineral Oil Aromatic Hydrocarbons) erforscht. Stiftung Warentest stellte den aromatischen Kohlenwasserstoff MOAH in allen Mineralölcremes fest. Er steht unter Verdacht krebserregend zu sein, sich im Körper anzureichern und Knoten zu bilden. Mineralöle in Lippenstiften und Lippenpflegestiften wirken sich besonders negativ aus. Fährst du mit der Zunge über die Lippen, können Mineralöle direkt in den Körper gelangen. Knapp vier Kilogramm in einem normalen Frauenleben. Bisher weiß die Wissenschaft nur, dass der Körper das Öl nicht abbauen kann. Negative Langzeitfolgen sind derzeit jedoch nicht erforscht.

Es gibt viele Begriffe, hinter denen sich Mineralöle verbergen. Daher ist es nicht ganz leicht, diese aus der INCI Liste herauszulesen:
Paraffininum Liquidum, Paraffin, Isoparaffin, Paraffinum Subliquidum, Meneral Oil, Mineral Spirits, Cera Microcristallina, Microcrystaline Wax, Synthetic Wax, Ceresin, Diisopropyl Adipate, Isohexadecane, Ozokerit, Vaseline, Petrolatum, Weißöl und Melkfett.

Silikone und Siloxane
werden aus Erdöl gewonnen und ersetzen ebenfalls wertvolle Pflanzenöle in der Kosmetik.
Sie haben die gleiche negative Wirkung wie Mineralöl für Haut und Haar. Die Haut wirkt anfangs prall und glatt. Durch den „Silikonmantel" verstopfen auf Dauer die Poren und Unreinheiten können auftreten. Das Haar machen sie zunächst geschmeidig, glänzend und gut kämmbar, längerfristig jedoch brüchig, trocken, schwer und kraftlos.

Silikone kann man leicht erkennen, denn sie enden meistens mit „cone": Dimethicone, Methicone, Cyclomethicone, Siloxane und Polysiloxane.

Vaseline
ist ein gereinigtes Gemisch aus Kohlenwasserstoffen und wird aus Erdöl gewonnen. Sie enthält keinerlei hochwertige Inhaltsstoffe für die Haut und kann dadurch auch keine Allergien auslösen. Das ist aber auch der einzige Vorteil.

Bezeichnungen für Vaseline sind Petrolatum, Vaselinum album, weiße Vaseline, Vaselinum flavum, gelbe Vaseline. Petroleum Jelly.

Folgende Produkte enthalten Mineralöle, Silikone, Siloxane und Vaseline:
Shampoo, Spülung, Duschbalsam, Sonnencreme (wasserfest und wasserlöslich), Maske, Hautcreme, Fluid, Gel, Make-up, Eyeliner, Lippenpflegeprodukt, Lippenstift, etc.

Vielleicht lässt es dich aufhorchen, dass man aus Mineralöl Kerzen herstellt, Vaseline als Korrosionsschutz verwendet, mit Silikon Fugen abdichtet und Kuchenformen produziert. Verwunderlich, was das in der Kosmetik zu suchen hat, oder?

PEG (Polyethylenglykol)
sind Erdölderivate oder werden aus Palmöl hergestellt. Sie dienen als Grundlage für Salben und Cremes, als Tensid, Feuchthalte- und Bindemittel, sowie als Weichmacher und Emulgator. Ein Emulgator verbindet Fett- und Wasseranteile eines Produktes. PEGs machen die Haut durchlässig und fördern Allergien. Außerdem emulgieren PEGs auf der Haut weiter und zerstören so das hauteigene Fett, die Haut wird immer trockener.

Sie sind gut zu erkennen, denn sie tragen „PEG" oder „eth" im Namen:
PEG-7, PEG-40, PEG-90, PEG-200, Ceteth, Ceteareth-8, uvm. Es gibt Unmengen von PEGs in konventionellen Produkten. Daher bitte ich dich den INCI ganz besonders aufmerksam zu lesen und Produkte mit PEGs nicht zu verwenden. Das ist der beste Hautschutz.

PEGs findest du in
Shampoo, Duschgel, Seife, Schaumbad, Zahnpasta, Sonnenschutzmittel, Maske, Salbe, Gel, Hautcreme.

Zusammenfassend für Erdölderivate gilt:

Vorteile	Nachteile
Günstig	Hautirritierend (PEG)
Werden nicht ranzig	Lange haltbar
Gleichbleibende Qualität	Führen zu Unreinheiten, Akne
	Umweltschädigend
	Hautreizend (Silikon)
	Potentiell krebserregend
	Lagern sich im Körper ab
	Verstopfen die Poren
	Totes Material

Die Lösung

Pflanzenöle sind der Hautstruktur sehr ähnlich und können gut von dieser aufgenommen und verstoffwechselt werden. Am wertvollsten für Haut und Körper sind die Samenöle, die aus den Samen und Kernen der Pflanzen gewonnen werden und viele ungesättigte Fettsäuren enthalten. Sie dringen tief in die Haut ein und regen deren eigenen Hautschutzmechanismus an. Unterstützend und nährend wirken natürliche Wachse, wie z.B. Jojobaöl (die Samen enthalten Wachs, dessen chemische Struktur anders ist, als die eines Öls) und Bienenwachs. Fette, wie Kokosfett halten die Feuchtigkeit in der Haut und machen sie geschmeidig. Sheabutter pflegt trockene, spröde Haut und Kakaobutter regeneriert beanspruchte, strapazierte Haut. Alle vorgestellten Alternativen penetrieren in die Haut und unterstützen diese in ihren Funktionen.

Mineralöl

Vor 16 Jahren, ein paar Monate nach der Geburt meines dritten Kindes bekam ich große Probleme mit meinen Händen. Ich hatte sehr trockene Haut und bekam kleine Bläschen, welche ich durch den Juckreiz aufkratzte. Die Folge waren blutig aufgekratzte Hände, die eiterten. Ich suchte Hilfe bei verschiedenen Hautärzten, aber sämtliche Salben mit und ohne Cortison halfen nicht, es verschlimmerte sich immer mehr. Meinen Haushalt und Körperpflege konnte ich fast nur noch mit Baumwoll- und Gummihandschuhen bewältigen. Für mich ein katastrophaler Zustand mit drei Kindern.

Durch Zufall las ich einen Artikel in einer Zeitung, dass Mineralöle die Haut nicht atmen lassen und sie darunter schwitzt. Das hatte ich auch an meinen Händen bemerkt und so besorgte ich mir Pflanzenöle und Naturkosmetikprodukte. Glücklich bemerkte ich, dass sich mein Hautzustand immer mehr besserte und komplett ausheilte.
Diese Erfahrung begründete den Entschluss mich zur Naturkosmetikerin ausbilden zu lassen. Ich bin absolut überzeugt von Bio-Naturkosmetik und verwende auch in meinem Institut nichts anderes. Denn nur gesunde Haut ist schöne Haut!

Claudia Würnstl, Wellness für Sie, Traunreut im Chiemgau

Konservierungsstoffe

Durch Konservierungsstoffe wird ein Produkt lange haltbar gemacht. Angeblich möchten die Verbraucher das. Tatsächlich ist es ja auch manchmal sehr geschickt, wenn der Badschrank voll ist und die Kosmetik nicht ranzig wird. Es gilt jedoch, je länger haltbar ein Produkt ist, desto mehr Konservierungsstoffe müssen eingearbeitet werden. Ist dir das bewusst? Ich glaube, dass wir uns darüber oftmals gar keine Gedanken machen. Denn sonst würden wir eine lange Haltbarkeit wohl eher ablehnen. Ich habe noch elf Jahre später eine Handcreme meines ehemaligen Arbeitgebers, einer naturnahen Kosmetikfirma! Ich heb die Creme jedenfalls auf und bin gespannt, wie lange sie noch haltbar ist. Ich werde es riechen können und du kannst das auch. Für den Hersteller ist der Wunsch nach langer Haltbarkeit bestens. Denn so kann die Produktion vollautomatisch laufen und Arbeitskräfte gespart werden. Es kann wesentlich mehr produziert werden, da weniger Rücksicht auf Lagerzeiten genommen werden muss. Kostenintensive Putz- und Umrüstzeiten für die Produktions-maschinen sind dadurch seltener. Diese Kosten entstehen, wenn neue Tuben mit anderen Inhaltsstoffen aufgefüllt werden. Perfekt, wenn Verbraucher lange Haltbarkeiten bevorzugen, um den Massenmarkt zu bedienen. Parabene und vergällter Alkohol sind die am meisten eingesetzten Konservierungsstoffe, um dies zu erreichen.

Parabene

sind Konservierungsstoffe, die ein Produkt lange haltbar machen. Leider haben sie den Nebeneffekt, sich sowohl im Körper als auch in der Natur abzulagern und Allergien auszulösen.
Sie stehen im Verdacht, hormonelle Veränderungen zu fördern, da sie dem weiblichen Hormon Östrogen sehr ähnlich sind. Sie werden mit vielen Krankheiten (Diabetes, Fruchtbarkeitsstörun-gen), verschiedenen Krebsarten (Brust- und Prostatakrebs) und verfrühter Pubertät in Verbindung gebracht. Dafür gibt es wissenschaftliche Nachweise. Die Parabenkonzentration wurde in

konventioneller Kosmetik bisher nur eingeschränkt, aber nicht verboten. Nur in zertifizierter Naturkosmetik sind sie nicht erlaubt.

Glücklicherweise sind Parabene schnell auf der INCI Liste zu identifizieren, denn sie enden stets mit „parabene":

Butylparabene, Methylparabene, Ethylparabene, Propylparabene, Isopropylparabene, Isobutylparabene.

Folgende Produkte enthalten Parabene:
Shampoo, Duschgel, Reinigungsprodukt, Seife, Deodorant, Sonnenschutzmittel, Körperspray, Lippenstift, Hautcreme.

Vorteile	Nachteile
Günstig	Allergen
Lange haltbar	Hormonverändernd
Gleichbleibende Qualität	Potentiell krebserregend
	Lagert sich im Körper ab
	Krankheitsverursacher

Vergällter Alkohol – denaturierter Alkohol
wird in Kosmetikprodukten zur Konservierung und als Lösungsmittel verwendet. „Vergällt" bedeutet, dass Alkohol denaturiert, also mit chemischen Stoffen und Phthalaten (gefährlichen Weichmachern ungenießbar gemacht wird. Dadurch ist er nicht mehr zum Trinken geeignet und die Kosmetikfirma muss keine Alkoholsteuer bezahlen. Vergällter Alkohol hat keinen Nutzen für die Haut und sollte daher in Pflegeprodukten nicht vorkommen. Denn die letzten drei aufgezeigten Nachteile in der nachfolgenden Liste, sind durch die Phthalate bedingt.
Es gibt auch „guten Alkohol", d.h. unvergällten, natürlichen Alkohol. Unvergällten Alkohol, auch Weingeist (Ethanol) und Bio-Alkohol genannt. Er konserviert ein Kosmetikprodukt und wirkt kühlend auf die Haut.

Auch in Pflanzenextrakten (z.B. Vanilleextrakt), kann Alkohol vorkommen. Das bedeutet, dass Inhaltsstoffe einer Pflanze mit reinem Alkohol ausgelöst (extrahiert) werden. Dadurch ist die Konservierung, nämlich Alkohol, gleich enthalten. Tierischen Ursprungs ist Lanolin Alcohol, auch Wollwachsalkohol genannt. Er dient als Emulgator und wirkt rückfettend. Cetyl Alcohol (Palmitylalkohol), Cetearyl Alcohol (Lanette® O), Behenyl Alcohol und Stearyl Alcohol sind Fettalkohole, die in Ölen und Wachsen vorkommen. Sie stabilisieren ein Produkt und machen die Haut geschmeidig. Auch diese sind unbedenklich.

Vergällter (ungenießbarer) Alkohol wird wie folgt deklariert:
Alcohol denat., Ethanol denat.,Ethyl Alcohol, Methanol, Isopropyl Alcohol, Isapropanol, SD Alcohol und Benzyl Alcohol, DEA, Diethanolamine, MEA, Monoethanolamin.
DEA (Diethanolamine) Alkohol, der als Emulgator, Feuchthalte-mittel und Weichmacher in Kosmetik angewendet wird, ist bereits in einigen Ländern nur noch eingeschränkt in Kosmetikprodukten erlaubt. Nicht aber in der EU, obwohl Studien belegten, dass der Stoff krebserregend, allergieauslösend und gehirnschädigend wirken kann.
Bei der Verwendung des Alkohols MEA (Monoethanolamin), können sich Nitrosaminen (organisch-chemische Verbindung-en) bilden, die krebserregend wirken.

Alkohol ist in vielen Produkten enthalten:
Make-up, Wimperntusche, Lotion, Fluid, Gesichtswasser, Eau de Toilette, Eau de Parfum, Deodorant, Haut-, Haar- und Zahn-pflegeprodukte, After-Shave, Seife, Sonnencreme

Vorteile	Nachteile
Günstig	Hautschädigend
Lange haltbar	Austrocknend für Haut und Haare
	Potentiell krebserregend
	Potentiell erbgutverändernd
	Fortpflanzungsgefährdend

Die Lösung

Keimtötende und konservierende natürliche Stoffe sind ätherische Öle, pflanzliche Extrakte und Tinkturen, pflanzliches Glycerin, Weingeist und Bioalkohol. Diese schaden der Haut und der Gesundheit nicht.

Glycerin

kann sowohl synthetisch hergestellt werden, als auch natürlich in Pflanzen vorkommen und ist ein sogenannter Zuckeralkohol. Da Glycerin in vielen Pflanzen vorkommt, müsste man diese raffinieren, um eine glycerinfreie Naturkosmetik zu produzieren. Manchmal wird danach gefragt, da Glyerin angeblich die Haut austrocknet. Tatsächlich verliert die Kosmetik durch den Raffinier-Prozess an Wirkkraft. Pflanzliches Glycerin dient als Transport-mittel für die guten ungesättigten Fettsäuren und die Fettbegleit-stoffe in den Pflanzenölen. Nur so können wir von den gesunden Inhaltsstoffen der Öle profitieren. Pflanzliches Glycerin dient dem Produkt und der Haut als Feuchtigkeitsbinder, macht sie weich und elastisch. Pflanzliches Glycerin ist also deutlich besser als sein Ruf – nur leider kann man im INCI den Ursprung des Glycerins nicht erkennen. Synthetisches Glycerin wird im Labor hergestellt und dient ebenfalls der Feuchtigkeitserhaltung der Haut. Hier macht die Dosis das Gift. Ein Zuviel an synthetischem Glycerin trocknet die Haut aus.

Glycerin wir wie folgt deklariert:
Glycerin, Glycerol, Glycerinstearat, 1,2,3-Propantriol

Du findest Glycerin in:
Duschgel, Shampoo, Seife, Reinigungsmilch, Rasierschaum, Hautcreme, Körperlotion, Fußcreme

Vorteile	Nachteile
Günstig	Austrocknend in höherer
Feuchtigkeitsbindend	Dosierung

Die Lösung
Auch wenn aus der INCI-Liste der Ursprung des Glycerins nicht hervorgeht, hast du die Möglichkeit natürliches Glycerin zu identifizieren, indem du auf Natursiegel achtest. Darüber hinaus sollte Glycerin nicht an erster oder zweiter Stelle auf der INCI Liste stehen.

Palmöl

Bei Palmöl ist der Ruf schlechter als das Öl selbst. Das Hauptproblem bei Palmöl entsteht durch seine Gewinnung. Es werden nach wie vor tropische Urwälder gerodet, um Platz für Palmölplantagen zu schaffen. Diese negative Entwicklung lässt sich kaum stoppen, es sei denn wir verzichten zahlreich auf den Konsum. Durch die Monokulturen werden die biologische Artenvielfalt und der Lebensraum verschiedener Tiere gefährdet. Die Palme wächst schnell und aus ihrem Fruchtfleisch und den Kernen kann ganzjährig viel Öl gewonnen werden – ein effizienter Anbau. Das macht es günstig.
So steckt Palmöl heutzutage in jedem zweiten Alltagsprodukt: Im Biokraftstoff, Schokolade, Waschmitteln, Fertiggerichten, Putzmitteln und in einem der beliebtesten Schokoaufstriche der Deutschen. Oftmals kannst du es gar nicht erkennen, denn es kann als „pflanzliches Öl/ Fett" deklariert werden.
Palmöl wird auch in konventioneller und in natürlicher Kosmetik verwendet. Für die Hautpflege ist es eine preiswerte, natürliche

Basis für Cremes und ein guter Emulgator, er wirkt antioxidativ und rückfettend.

Um Naturschutz und Menschenrechte zu verbessern, wurde der RSPO (Roundtable on Sustainable Palm Oil/ Runder Tisch für nachhaltiges Palmöl) gegründet. Palmöl mit RSPO Zertifizierung stammt angeblich nicht von gerodeten Flächen. Die Kosmetikhersteller können dem Konsumenten dafür einen Nachweis vom RSPO liefern. Zertifizierte Naturkosmetik nutzt in der Regel Palmöl über den RSPO. Dennoch ist dieser „Runde Tisch" sehr kritisch zu betrachten, da dort auch Firmen mitwirken, die definitiv nichts für den Umweltschutz tun, um es noch milde auszudrücken. Allerdings ganz auf Palmöl zu verzichten, würde bedeuten, dass andere Arten von Ölpalmen für die Lebensmittel- und Kosmetikindustrie angebaut werden. Da deren Ertrag nicht so hoch ist, würden jedoch noch mehr Regenwälder zerstört. So wäre ein Verzicht kein Schutz für die Umwelt, sondern ein Schaden.

Eine Tatsache lässt sich allerdings nicht ausblenden: Dort wo jetzt Palmölplantagen wachsen, waren früher Regenwälder.

Erkennen kannst du Palmöl unter den Bezeichnungen:
Cetearyl Alcohol, Emulsifiers E471, Glyceryl Stearate oder Stearic Acid, „palm" und „palmitate"

Palmöl ist in folgenden Produkten enthalten:
Haarpflegeprodukte, Seife, Gesichtscreme, Körpercreme, Maske, Lippenbalsam, Lippenstifte, Abdeckstift, Mascara, Make-up

Vorteile
Günstig
Rückfettend
Natürlich
Antioxidant

Nachteile
Umweltzerstörung

Die Lösung
Nimm ausschließlich zertifizierte Naturkosmetik und lasse dir von den Kosmetikfirmen schriftlich bestätigen, dass sie „faires" Palmöl in ihren Produkten verarbeiten, oder kaufe Produkte ohne Palmöl.

Chemische UV-Filter und UV-Absorber

sind Stoffe, die unsere Haut vor UV-Strahlen schützen sollen. Sie gehen eine Verbindung mit der Haut ein, um die Strahlen in Wärme umzuwandeln. Sie dringen in die Haut ein, können diese schädigen und Stoffwechselprozesse beeinflussen. Sie wirken sich auf den Hormonhaushalt aus, was sich gerade bei jungen Menschen in der Entwicklungsphase negativ auswirken kann. UV-Filter und UV-Absorber können Allergien und Ekzeme auslösen und stehen im Verdacht krebserregend zu sein. Sie blockieren die Bildung von Vitamin D, welches vor allem für unsere Knochen ein wichtiges Vitamin ist. Trotz hinreichend bekannter Gefahren sind die Stoffe laut Kosmetikverordnung nach wie vor erlaubt.
Der Körper bildet Vitamin D bereits nach 15-30 Minuten im Freien, an einem sonnigen Tag. Das heißt, moderates „Sonnenbaden" tut deiner Gesundheit gut.

UV-Filter und Absorber verbergen sich hinter den Bezeichnungen: Ethylhexyl, Methoxycinnamate, Benzophenone-3/-4/-5, Octocrylene, 4-Methoxybenzophenone, 4-Methyl-benzylidene Camphor, Octyl Methoxycinnamate, Ethylhexyl Dimethyl PABA, Homosalate, uvm.

Sie sind in folgenden Produkten enthalten:
Schaumfestiger, Haarspray, Haarkuren, Haarlack, Shampoo, Hautcreme, Handcreme, Lippenbalsam, Make-up, Sonnen-schutzmittel.

Vorteile	Nachteile
Günstig	Hautreizend
Lange haltbar	Hormonverändernd
Gleichbleibende Qualität	Potentiell krebserregend
UV-Schutz	Allergen
	Blockiert Vitamin D Bildung

Die Lösung

Es steht außer Frage, dass wir die Haut gegen UV Strahlen schützen müssen. Inzwischen gibt es unzählige natürliche Sonnencremes. Ihre vormals klebrige, weiße Konsistenz wurde inzwischen deutlich verbessert, so dass sie sich durchaus sehen lassen können. Im Gegensatz zu chemischen Sonnencremes, reflektieren natürliche Filter die Strahlen auf der Haut und dringen nicht in sie ein. In natürlichen Sonnencremes sind unbedenkliche Zink Oxide verarbeitet.

Einige Pflanzenöle wie Avocadoöl oder Jojobaöl haben einen natürlichen LSF von ca. vier, was für einen normalen Tag im Büro vollkommen ausreicht.

Der beste Schutz ist noch immer Schatten. Er schützt die Haut vor UV-Strahlen und dein Körper produziert dennoch Vitamin D.

Formaldehydabspalter

Formaldehyd kommt in unseren Zellen natürlich vor und ist kein Schadstoff. Aber synthetisches Formaldehyd ist ein giftiges, farbloses, wasserlösliches Gas. Da es in Kosmetik krebserregend, allergen und hautirritierend wirkt und somit in Verruf geraten ist, wird es kaum noch pur eingesetzt. Heutzutage werden vor allem Formaldehydabspalter (Vorstufe zum Formaldehyd) als billiges Konservierungsmittel in Kosmetikprodukten eingesetzt, da diese nicht so leicht zu erkennen sind. Sie wirken gegen Bakterien, Viren und Pilze und sind in Kosmetikprodukten bis 0,2% zugelassen. Giftig sind sie aber auch in niedrigen Mengen und daher in einigen Ländern bereits vollständig verboten.

Wendest du beispielsweise fünf Produkte mit Formaldehydabspaltern an, bist du weit über der erlaubten Menge und schädigst deine Haut.

Giftige Formaldehydabspalter sind in Cremes, Shampoos, Haarpflegeprodukte, Deo, Mascara, Make-up und Nagellack enthalten.

Achtung bei folgenden Bezeichnungen! Hier handelt es sich um Formaldehydabspalter:
Quanternium-15, Diazolidinyl Urea, Imidazolidinyl Urea, DMDM Hydantoin, Sodium Hydroxymethyl Glycinate, 2-bromo-2-nitropropane-1,3-diol, Bronopol, Methenamine, 2,4-Imiazolidinedione und 5-Bromo-5-nitro-1,3-dioxane.

Vorteile	Nachteile
Keine	Giftig

Die Lösung
Wenn du also die Bezeichnungen für Formaldehydabspalter nicht auswendig weißt, sind sie schwer zu erkennen. Daher bietet sich die App Codecheck an. Strichcode des gewünschten Produktes an die App halten und schon wird der INCI erklärt. Oder du greifst gleich zu zertifizierte Naturkosmetik, die keine giftigen Formaldeyhdabpalter zur Konservierung benötigt.

Mikroplastik
sind kleine, günstige Kunststoffteilchen, die nicht größer als fünf mm sind. Da sie sehr preiswert sind, werden sie gern als Schleifmittel im Peeling, als Filmbildner, Füllstoff und Bindemittel in Kosmetik verwendet. Kläranlagen können die winzigen Plastikpartikel nicht filtern. So gelangen sie über unsere Waschbecken und Duschen in die Kanalisation und direkt in Flüsse, Seen und

Meere. Aus dem Wasser können sie nicht mehr entfernt werden. Fische, Korallen, Muscheln, Schildkröten uvm. nehmen sie auf, sterben daran oder kommen auf unsere Teller. Über die Nahrungskette gelangen die Plastikpartikel dann in unseren Körper. Kanada, Großbritannien, Neuseeland und neuerdings auch die USA haben Mikroplastik in Kosmetik inzwischen verboten. In der EU sind sie nach wie vor erlaubt. Sie setzt auf die „Selbstverpflichtung" der Hersteller. Das könnte dann wie folgt aussehen.

Selbstverpflichtung der Hersteller in der EU

In einem Vergleich von zwei zertifizierten Peelingprodukten aus der Naturkosmetik und der konventionellen Kosmetik kam folgendes heraus:

Logona verwendete für den Peelingeffekt ca. 10% natürliche Kieselerde, Neobio etwa 15% biologisch abbaubares Bimssteinmehl und Beerenwachs. Der konventionelle Hersteller Garnier hingegen hatte in der gleichen Produktgröße von 100 ml ca. 15% Polyethylen, also Mikroplastik verarbeitet. In einer einzigen Tube!

Sieht so aus, als ob die Selbstverpflichtung der Hersteller nicht wirklich umgesetzt wird...

Greenpeace hat 2016 ein Firmenranking veröffentlicht, über die Firmen, die am meisten Mikroplastik in ihren Produkten verarbeiten. Dies sind Beiersdorf, Colgate Palmolive, L'Oréal, Procter & Gamble, Johnson & Johnson, Chanel und Estée Lauder.

Leider gibt es sehr viele Bezeichnungen für Mikroplastik:
Acrylate Copolymer (AC), Acrylate Crosspolymer (ACS), Dimethiconol, Methicone, Polyamide (PA), Nylon-12, Nylon-6, Polyacrylate (PA), Polymethylmetacrylate (PMMA), Polyquaternium (PQ), Polyethylen (PE), Polyethyleneglycol (PEG), Polyethylentetephtalate (PET), Polypropylene (PP), Polypropyleneglycol (PPG), Polystyrene (PS),Polyurethan (PUR), Polyquaternium-7 (P-7), Microbeads, Siloxane, Copolymere-Acrylnitril, -Ethylacrylat, -Acrylaten (ANM), Ethylen-Vinylacetat-Copolymere (EVA)

Mikroplastik findet sich in
Zahnpflegeprodukten, Reinigungsgel, Peelings, Shampoo, Creme, Lippenbalsam, Lotion, Cremebad, Seife, Make-up, Puder, Rouge, Concealer

Vorteile	**Nachteile**
Günstig	Hochgradig umweltbelastend
	Langfristig für den Menschen gesundheitsschädlich

Die Lösung
Nutze Produkte, die Mikroperlen aus Sand, Traubenkernen, Reis, Ton- und Kieselerden, Jojobawachs, Bimsstein, Kalk, Kreide und Mandelkleie, Pulver aus Samen und Blättern, Olivensamen, Nuss- und Kokosschalen, Zucker, Salz, Salzkristalle oder Kaffee enthalten. Sie sind umwelt- und hautverträglich. Zertifizierte Naturkosmetik enthält kein Mikroplastik. Mein Filmtipp: Der Plastik Planet

Parfüms und Duftstoffe

Mehr als 2500 Duftstoffe sind in Kosmetikprodukten, Waschmitteln und Parfums enthalten. Schließlich wollen wir ja alle gut riechen. Deklariert werden synthetische, tierische und natürliche Duftstoffe unter dem Begriff „Parfüm". Potentiell allergieauslösende Stoffe müssen einzeln deklariert werden. Seit 1999 müssen 26 allergene Duftstoffe gesondert aufgeführt werden, wenn sie in einer Konzentration von mehr als 0,001 in Produkten, die auf der Haut verbleiben und 0,01 in Kosmetik, die abgewaschen wird, enthalten sind. Allergien können bei Duftstoffen, egal welcher Herkunft, nicht ausgeschlossen werden. Nutzt eine Person über längere Zeit einen Duftstoff, den sie nicht verträgt, kann sich eine Kontaktallergie entwickeln, die dann in der Regel ein Leben lang bestehen bleibt. Allergien kann man weder bei konventioneller Kosmetik, noch bei Bio- und Naturkosmetik ausschließen.

Über Duftstoffe und deren Wirkungen auf den Menschen, den Körper und die Umwelt ließe sich ein ganzes Buch schreiben. Mein Buchtipp: „Niemand riecht so gut wie du" vom Piper Verlag, Prof. Dr. Dr. Dr. Hanns Hatt und Regine Dee.
Synthetisches Parfüm sollte gar nicht verwendet, oder nur auf die Kleidung gesprüht werden. In Kosmetikprodukten haben synthetische Duftstoffe keine positive und pflegende Wirkung auf die Haut. Daher gehören sie nicht in Produkte, die in die Haut eindringen. Man geht heute davon aus, dass die meisten Allergien durch synthetische Duftstoffe ausgelöst werden. Pflanzliche Duftstoffe haben hingegen positive körperliche und seelische Wirkungen. Beispielsweise erfreut das ätherische Öl Lavendel durch seinen blumig-krautigen Duft, wirkt antiviral und antibakteriell auf der Haut und beruhigend auf die Psyche.
Leider wird bei der EU-Gesetzgebung nicht zwischen synthetischen und natürlichen Duftstoffen unterschieden. Die Wechselwirkung einzelner Duft- und Inhaltsstoffe in einem Produkt, werden ebenfalls nicht bewertet. Im Augenblick lässt sich durch den INCI nicht erkennen, ob die Duftstoffe eine positive oder

negative Wirkung auf Haut und Körper haben könnten und ob sie synthetischen oder natürlichen Ursprungs sind. Tierische Duftstoffe, wie Moschus und Amber, werden heute nicht mehr verwendet, sondern synthetisch nachgebildet.

Genau wie bei den ätherischen Ölen gilt auch im Bereich der Naturkosmetik, dass jeder Körper anders auf die Inhaltsstoffe eines bestimmten Produkts reagiert. Dement-sprechend gilt: Naturkosmetikprodukte beinhalten zwar keine schädlichen chemischen Stoffe, das bedeutet jedoch nicht, dass die Inhaltsstoffe nicht doch im Einzelfall eine unerwünschte Wirkung haben können. Jeder Organismus ist anders, und so reagiert auch jeder Körper anders auf ätherische Öle im Allgemeinen und ein bestimmtes ätherisches Öl im Speziellen.

Der große Vorteil von Naturkosmetik ist, dass du dir und deiner Haut keinen langfristigen Schaden durch unnatürliche, hautfremde Stoffe zufügst.

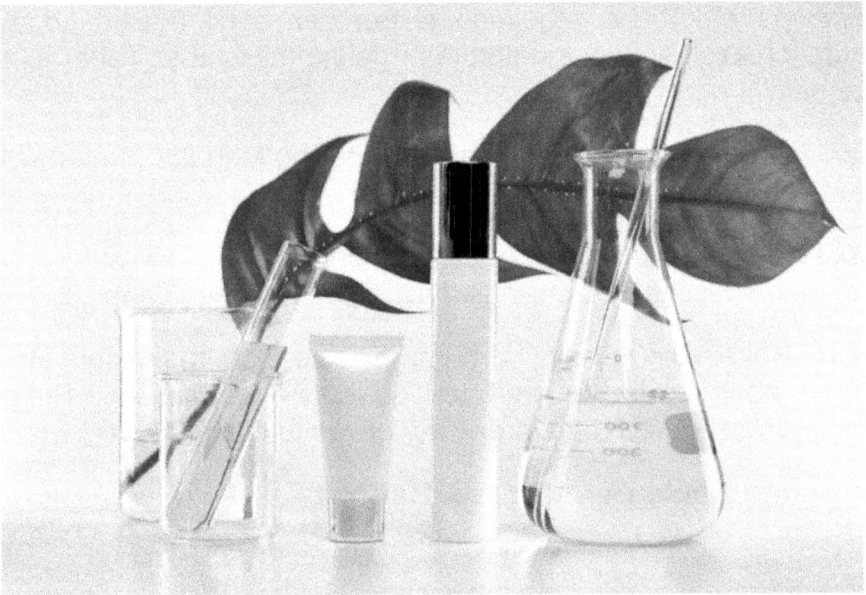

Allergiebehandlung

„Ich möchte auch gerne mal zu dir kommen und mich mit einer schönen Behandlung verwöhnen lassen!", sagte eine Bekannte vor knapp zwei Jahren zu mir. Das Problem an der Sache war, dass sie Neurodermitis hat und zudem noch schwere Allergikerin ist. Sie vertrage eigentlich gar nichts, nur Kameliensamenöl verwende sie ab und an. Das ginge auch ganz gut, sagte sie noch.

„Okay, dann machen wir eine Behandlung mit Kameliensamenöl, das geht schon.", meinte ich dazu. Gesagt, getan. Sie kam zur Behandlung mit einer total gestressten Haut, die bei der kleinsten Berührung schon Rötungen zeigte.

Die erste Behandlung sah folgendermaßen aus: Reinigung mit einem Konjacschwamm. Auf dass Peeling verzichtete ich lieber ganz. Dafür gab es eine ausführliche Massage mit Kameliensamenöl und einem Rosenquarz. Die Maske bestand aus weißer Tonerde, Kameliensamenöl und etwas Lavendelwasser. Sie war ganz begeistert und hatte auch keine allergischen Reaktionen. Seitdem kommt sie regelmäßig. Bei der zweiten Behandlung traute ich mich schon, ein sanftes Peeling mit weißer Tonerde zu machen.

Inzwischen kann sie eine leichte Creme mit Manuka für sensible Haut verwenden.

Das Hautbild ist viel gleichmäßiger geworden und auch auf Sonne und mechanische Reize reagiert sie nicht mehr so schnell.

Meine Bekannte (Kundin) wird immer eine extrem sensible Haut haben, aber inzwischen weiß sie, dass es eine passende Pflege gibt und wie sie sich und ihrer Haut etwas Gutes tun kann.

Marianne Heck, Beautycase, Haßfurt

Forschungen haben ergeben, dass nach Nickel synthetische Duftstoffe an zweiter Stelle als Allergieauslöser stehen. Egal, ob in Raumluft- oder Körperparfüms. Geh auf „Nummer Sicher" und mache einen einfachen Test. Du trägst eine kleine Menge des gewünschten Produktes in die Ellenbogenbeuge auf und wartest. Wenn es juckt oder sich rote Flecken bilden, wäschst du alles gründlich ab und meidest künftig das Produkt. Wenn nach 20 Minuten keine Hautveränderungen aufgetreten sind, verträgst du das Präparat.

Deklaration von Duftstoffen:
Duftmischungen, Parfum, Parfüm, Fragrance

Die 26 gesondert zu deklarierenden Allergene sind:
Alpha-Isomethyl Ionone, Amylzimtaldehyd; Amylzimtalkohol, Anisalkohol, Baummoos-Extrakt, Benzylalkohol, Benzoesäure, Butylphenylmethylpropional, Citral, Citronellol, Cumarin, Eichen-moos-Extrakt, Eugenol, Farnesol, Geraniol, Hexylzimtaldehyd, Hydroxycitronellal, Hydroxyisohexyl-3-cyclo-hexencarbaldehyd, Isoeugenol, Linalool, Limonene, 2-Octinsäure, Salicylsäure, Zimtaldehyd, Zimtalkohol, Zimtsäure

Statt tierischem (inzwischen verbotenem) Moschus der Moschus-hirsche, werden in der Kosmetik synthetische nitro- und poly-zyklische Moschusverbindungen als Ersatz verwendet. Diese haben jedoch problematische Eigenschaften.

Du erkennst sie an den Namen
Galaxolid, HHCB, Tonalid, Celestolid, Pantolid, Moschusxylol, Muscon.

Ich gehe hier nur auf Vor- und Nachteile der synthetischen nitro- und polyzyklischen Moschusverbindungen ein, denn diese sind von den Duftstoffen am gefährlichsten für unsere Gesundheit und die Umwelt.

Vorteile	**Nachteile**
Duft	Umweltschädigend
	Schwer abbaubar
	Krebserregend
	Hormonelle Wirkung
	Zellschädigend
	Allergen
	Anreicherung im Fettgewebe

Die Lösung

100% naturreine ätherische Öle sind wunderbare Düfte, die unmittelbar unser Gefühlszentrum im Gehirn aktivieren. Sie sprechen die Sinne an und wirken, gut ausgewählt, positiv auf die Haut. Um sicher zu gehen, dass du nicht allergisch bist, träufelst du einen Tropfen ätherisches Öl in ein Pflanzenöl (Jojobaöl, Mandelöl uvm.), und machst den Ellbogenbeugentest.

Hyaluronsäure

wird vom Körper selbst produziert und kommt vor allem in der Oberhaut und Lederhaut zwischen den Zellen vor. Sie bindet sehr viel Feuchtigkeit in der Haut, so dass diese straff und prall erscheint. Die Produktion lässt im Laufe der Jahre stark nach.
Dadurch wird weniger Feuchtigkeit in der Haut gebunden und Falten bilden sich. Deshalb wird Hyaluron gern in Anti-Aging-Cremes verarbeitet und mit Mesotherapie und Spritzen in die Haut geschleust. Konventionelles Hyaluron wird aus Hahnenkämmen, Streptokokkenkulturen oder synthetischen Verfahren hergestellt und gilt als wahrer Jungbrunnen.

Hyaluronsäure findest du in:
Gesichtswasser, Hautcreme, Fluid, Serum, Spritze, Ampulle, Filler, Konzentrat, Boosters, Kapsel (Nahrungsergänzung).

Deklariert wird es unter:
Hyaluron, Hyaluronsäure, Hyaluronic acid.

Vorteile	Nachteile
Feuchtigkeitsspendend	Allergen
Feuchtigkeitsbindend	(Hahnenkämme)
Gleichbleibende Qualität	Synthetisch
	Tierquälerei
	Schwellungen (Spritzen)
	Blaue Flecken (Spritzen)
	Keine Langzeitwirkung (Cremes)

Die Lösung
Pflanzliches Hyaluron ist verträglicher als tierisches für die Haut. Sinnvoll sind Cremes und Seren, um die Feuchtigkeit in der Hautoberfläche zu binden, sowie die innerliche Einnahme in Kapselform für Knorpel und Bindegewebe.

Kollagen

ist ein wichtiges Protein im Bindegewebe und in der Haut, welches ebenfalls von der Haut selbst produziert wird, mit nachlassender Tendenz im Alter. Um es dem Körper zuzuführen, wird es aus Schweinehaut, Knorpeln, Kaviar oder Fischhaut gewonnen. In Cremes dient Kollagen der Feuchtigkeitserhaltung der Oberhaut. Zur Unterspritzung von Falten wird Kollagen aus Quallen und Rindergewebe verwendet. So kommt es ins Bindegewebe und kann die Falten für drei bis sechs Monate aufpolstern.
In der konventionellen Kosmetik wird synthetisches oder tierisches Kollagen eingesetzt. In der Naturkosmetik kann nur das tierische Kollagen verwendet werden. Das wirft aber ethische Fragen auf.

Kollagen findest du in:
Mascara, Lippenpflegeprodukte, Hautcreme, Serum, Spritzen,

Ampullen, Kapseln (Nahrungsergänzung), Shampoo, Spülung, Maske.
Es ist leicht zu erkennen:
Collagen, Kollagen.

Vorteile	Nachteile
Feuchtigkeitsspendend	Film auf der Haut
Lange haltbar	Hautfremd
Gleichbleibende Qualität	Keine Langzeitwirkung (Cremes)
	Immunologische Probleme
	Tierquälerei

Die Lösung
Eine regelmäßige Reinigung und konsequente Pflege der Haut, sowie wöchentliche Feuchtigkeitsmasken halten die Haut frisch und rein. Durch pflanzliche Öle und natürliche Cremes pflegst und nährst du deine Haut. So kannst du gänzlich auf Kollagen verzichten.

Aluminium(salze)

ist in Produkten enthalten, die die Schweißbildung und den Schweißgeruch hemmen. Aluminiumsalze sind Leichtmetalle und verschließen die Poren. Schwitzen als ein natürlicher Schutzmechanismus des Körpers vor Überhitzung, sollte jedoch nicht behindert werden. Der Aluminiumgehalt steigt im menschlichen Gewebe im Laufe des Lebens nachweisbar an, denn die Salze gelangen in den Körper. Die Rasur unmittelbar vor dem Auftragen von Deos, verstärkt das Eindringen von Aluminiumsalzen in den Körper zusätzlich. Die langfristig gesundheitlichen Auswirkungen sind noch nicht erforscht.

Du erkennst Aluminium sehr einfach:
Aluminium, Aluminiumsalze, Aluminium Silicate, Aluminium Chlorhydrat, Aluminium Chlorohydrate, Aluminiumchlorid, Aluminiumchlorhydroxide, Aluminiumstearate, Alaun, Alum.

Folgende Produkte enthalten Aluminium(salze):
Deodorant, Antitranspirant, Hautcreme, Körperlotion, Make-up, Rouge, Lippenstifte, Lidschatten, Puder

Vorteile	Nachteile
Geruchsbildung wir gehemmt	Hautirritierend
Schweiß wird reduziert	Nervenschädigend
	Krankheitserregend (Alzheimer und Brustkrebs)
	Verschlechtert die Fruchtbarkeit
	Einfluss auf Knochenentwicklung

Die Lösung
Wende Deodorants aus desinfizierenden Pflanzenwässern und talgregulierenden ätherischen Ölen an.

Nanopartikel

Das Wort Nano kommt vom griechischen „Nanós" = Zwerg. Die winzigen Partikel sind in vielen Produkten enthalten. Sie haben eine antibakterielle Wirkung und sorgen für längere Haltbarkeit. Zudem dienen sie als Transportmittel, um Wirkstoffe in die tieferen Schichten der Haut zu schleusen. Leider kann unser Körper nicht unterscheiden, ob gute oder schlechte Stoffe durch die Hautschutzbarriere durchgelassen werden. Gerade bei Sonnencremes solltest du darauf achten, dass keine Nanopartikel enthalten sind. Diese müssen gekennzeichnet sein mit dem Wort „nano".

Es gibt viele unterschiedliche Nanopartikel. Hier nur ein paar wenige:

Titanoxid, Zinkoxid, Nanosilber, Nanogold

Nanopartikel müssen mit der Silbe „nano" gekennzeichnet sein und sind in:

Sonnencreme (Titanoxid und Zinkoxid), Deodorant, Zahnpasta, Kajalstift, Mascara, Make-up, Hautpflegeprodukt (Nanosilber oder Nanogold) Deodorants

Es bleibt abzuwarten, was die Forschung in den nächsten Jahren über Nanotechnologie herausfindet. In einigen Studien wurde festgestellt, dass erst in zweiter Generation negative Auswirkungen der Nanopartikel zu erwarten sind, nicht bereits bei den jetzigen Anwendern. Im Augenblick ist nicht bekannt, was sie sonst noch im menschlichen Körper und in der Umwelt bewirken. Deshalb gelten sie bisher als gesundheitlich unbedenklich. Zertifizierte Naturkosmetik nutzt die Nanotechnologie auf Grund der fehlenden Forschungsergebnisse meistens nicht. In konventionellen und naturnahen Kosmetikprodukten findet man dagegen Nanopartikel sehr häufig. Fraglich ist, welche Wirk- und Inhaltsstoffe sie durch ihre Winzigkeit in die tieferen Schichten der Haut einschleusen können und ob dieser Prozess nur positive Auswirkungen hat. Was passiert, wenn Mischungen aus pflanzlichen, tierischen und synthetischen Stoffen tiefer in den menschlichen Körper eindringen? Es kann nicht ausgeschlossen werden, dass sie minderwertige Rohstoffe Huckepack nehmen und ebenfalls in den Körper einschleusen.

Die Lösung
Persönlich habe ich mit oben genannten Silber-, Gold- und Zinkpräparaten hervorragende Ergebnisse bei meinen Kunden erzielt und nutze Produkte mit diesen Inhaltsstoffen. Dennoch ist Skepsis angebracht und daher möchte ich sie hier nur einge-

schränkt empfehlen. Am sichersten ist es auf weitere Forschungsergebnisse zu warten.

Seidenproteine (Silk amino acids)

Farmen züchten Seidenraupen bis zur Verpuppung. Die Kokons
werden für den Erhalt eines intakten Seidenfadens in kochend
heißes Wasser geworfen, getrocknet und von Teppich, Textil- und
Kosmetikindustrie weiterverarbeitet. Zugegebenermaßen macht
Seidenpulver in einem Produkt die Haut seidig weich und
geschmeidig. Es ist aber auch ganz eindeutig Tierquälerei.

Seidenpulver ist in folgenden Produkten:
Reinigungsprodukten, Shampoo, Seife, Spülung, Duschbalsam,
Badesalz, Fußcreme, Hautcreme, Haarfarbe.

Du kannst Seide leicht erkennen:
Seide, Hydrolyzed silk

Vorteile   **Nachteile**
Pflegend   Tierquälerei
Glättend

Die Lösung

Mische Serum und Samenöle miteinander und trage sie auf die
befeuchtete Haut auf. Das ergibt ein traumhaftes, seidiges
Wellnessgefühl.

Tierversuche und tierische Inhaltsstoffe

Seit März 2013 sind Tierversuche für Kosmetikprodukte in der EU endlich verboten. Somit dürfen Kosmetikhersteller, die ihre Produkte in der EU verkaufen möchten, weder Rohstoffe noch fertige Produkte an Tieren testen. Dieses Gesetz erspart tausenden von Tieren unnötige Quälerei und den Tod.

Doch dieses Verbot hat leider einen Haken. So werden die meisten Rohstoffe, die in Kosmetik gerne mal als Weltneuheit und innovative Entdeckung angepriesen werden, zuvor für medizinische Zwecke an Tieren getestet. Diese sind zwingend vorgeschrieben in der EU-Gesetzgebung! Ca. drei Millionen Tiere pro Jahr werden dafür geopfert. Mäuse, Ratten, Kaninchen, aber auch Hunde und Katzen. Wenn die qualvollen Tests beendet sind, werden sie getötet.

Tierische Inhaltsstoffe in konventioneller und natürlicher Kosmetik sind weiterhin erlaubt. So werden für die Schönheit Quallen, Schnecken (Schleim), Seidenraupen, Schlachtabfälle uvm. in Kosmetik verarbeitet. Die Liste tierischer Bestandteile ist lang. Keratin aus Knochen macht Haare geschmeidig. Fischschuppen sorgen für einen Glitzereffekt im Make-up. Wollwachs, auch Lanolin genannt, wird aus den Talgdrüsen von Schafsfellen gewonnen. Die Tiere werden dabei geschoren und bleiben am Leben. Um Verunreinigungen herauszulösen, wird die Wolle oftmals mit recht aggressiven Mitteln behandelt. Dann wird das Fett ausgekocht. Ein Naturkosmetiksiegel trifft keine Aussage über tierische Inhaltsstoffe. Meine persönliche Meinung ist, dass Inhaltsstoffe von getöteten und gequälten Tieren nichts in Kosmetik zu suchen haben. Um der Haut Feuchtigkeit zu geben, gibt es ästhetisch und ethisch höhere Inhaltsstoffe.

Vorteile	**Nachteile**
Feuchtigkeitsspendend	Grausam
Konsistenzgebend	Quälend
Reichhaltig	

Die Lösung

Kaufe Naturkosmetik mit einem Tierschutzsiegel. Das strengste Siegel weltweit ist der Hase mit der schützenden Hand nach den deutschen Tierschutzrichtlinien vom IHTN (Internationaler Herstellerverband tierschutzgeprüfte Naturkosmetik, Kosmetik und Naturwaren e.V.) Das Siegel verbietet Inhaltsstoffe in der Kosmetik, die nach 1979 noch an Tieren getestet wurden. Es schützt auch wirbellose Tiere, wie Raupen und Quallen. Achte auch darauf, ob eine Firma ihre Produkte in China verkauft. Die chinesische Regierung behält sich vor, bei allen Produkten, die in ihr Land kommen, Tierversuche zu machen. Weitere gute Siegel sind das hüpfende Häschen und das Veganzeichen.

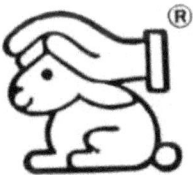

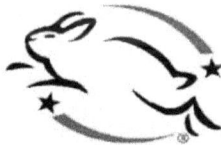

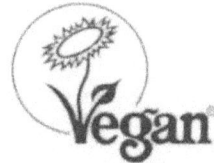

Weichmacher / Phthalate

Weichmacher geben dem Produkt eine geschmeidige, weiche Konsistenz und sind in sehr vielen, konventionellen Kosmetikprodukten enthalten. Da sie wasser- und fettlöslich sind, können sie in unsere Blutbahn gelangen und belasten unseren gesamten Körper. Sie stehen alle unter dem Verdacht hormonell wirksam zu sein. Nachweisbar ist das über Blut- und Urinproben.

Du findest Phthalate in Parfüm, After-Shave, Deospray, Gesichtswasser, Creme.

Zu erkennen sind sie durch die Endung „-phthalat". Sie werden allerdings auch als Vergällungsmittel für denaturierten Alkohol verwendet, was du aus dem INCI nicht rauslesen kannst.

Vorteile
Weiche Konsistenz

Nachteile
Fortpflanzungsgefährdend bei Mann und Frau
Hormonell wirksam
Lebertoxisch
Negative Beeinflussung der Schilddrüse

Die Lösung
Verwende Kosmetik ohne denaturierten Alkohol und bevorzuge zertifizierte Naturkosmetik, denn darin sind keine Weichmacher enthalten.

Bleichmittel

In vielen herkömmlichen Kosmetikprodukten sind Bleichmittel enthalten. Asiaten lieben beispielsweise gebleichte Haut und Whitening-Cremes finden reißenden Absatz. Bei uns werden Bleichmittel gegen Pigmentveränderungen und Altersflecken eingesetzt.

Bleichmittel sind in aufhellender Zahnpasta, Haartönungen, Blondierungen, Gesichtscreme, BB-Creme, CC-Creme und Whitening Creme.

Auf der Inhaltsstoffe-Liste stehen Bleichmittel oft als Substanzen mit den Endungen –anilin, -anilid oder –amine. Und Bezeichnungen wie Kojisäure, Kojic Acid, Glycolsäure, Glycolic Acid, Ammonium, Arbutin, AHA-Säure, Fruchtsäure, Salicylsäure, Salicylic Acid sind gängig. Besondere Vorsicht ist bei dem gesundheitsschädlichen Inhaltsstoff Hydrochinon geboten. Er ist bereits in der EU verboten, aber außerhalb der EU noch oft in Cremes verarbeitet. Da ich oft in Asien unterwegs bin, kann ich die direkten Einwirkungen dieses Stoffes sehr oft sehen. Grau-braune ungesunde Haut, mit vielen Pickeln und Ekzemen sind der Preis für „helle Haut".

Vorteile
Hellen die Haut auf
Hellen Hautflecken auf

Nachteile
Potentiell krebserregend
Allergien
Hautirritationen
Erhöht die Lichtempfindlichkeit der Haut
Gesundheitlich bedenklich
Akne
Rötungen und Schuppen
Brennen der Haut
Hautschutzmantel wird zerstört

Die Lösung
Unbedenkliche pflanzliche Rohstoffe sind Süßholzwurzelextrakt, Malve, Schlüsselblume, Melisse und Schafgarbe, die in Naturkosmetik verarbeitet sind.

Farbstoffe

Ca. 4000 Farbstoffe werden in Kosmetikprodukten eingesetzt. Dadurch gewinnen Rouge, Puder und Lippenstifte ihre schönen Farben.

Synthetische Farbstoffe

Azo- bzw. Teerfarbstoffe finden die meiste Verwendung. Sie werden aus giftigem Anilin, einem Erdölprodukt, gewonnen. In Kombination mit halogenorganischen Farben können Allergien ausgelöst werden. Zudem reichern sich die Farben im Körper an, was zu gesundheitlichen Problemen führen kann.

Sie sind natürlich vor allem in dekorativer Kosmetik, also unserer Schminke, enthalten. Aber auch in Zahnpasta, Haartönungen, Duschgels, Parfum, Gesichtscremes und Masken zu finden.

Synthetische, anorganische Farbstoffe werden mit ihrer Colour-Nummer bzw. -Index (CI) angegeben. Sie verbergen sich hinter Namen wie gelber Tartrazin, halogenorganische Farbpigmente, aromatische Aminein, Phenylendiamin, Toluylendiamin, Azofarben.

Vorteile	Nachteile
Tolle Farben	Allergien und Hautreizungen
Leuchtkraft	Potentiell krebserregend
	Augenschädigend
	Genetische Defekte
	Sauerstofftransport im Blut wird eingeschränkt
	Schwellungen der Schleimhäute

Tierische Farbstoffe

Purpur wird aus dem Sekret von Meeresschnecken gewonnen. Die Schnecken werden zerquetscht oder ihre Drüsen ausgenommen und in Salzwasser gekocht. Im Licht entwickelt sich dann ein leuchtendes Purpur. Ca. 8000 Schnecken sterben für ein Gramm Farbstoff. Da die Gewinnung aufwendig ist, ist auch der Preis entsprechend hoch. Allerdings wird das Verfahren in Europa kaum noch angewendet.

Aus der weiblichen Schildlaus Cochenille wird der Farbstoff Karminrot gewonnen. Die Läuse werden auf Kakteen gezüchtet, abgebürstet und einige Tage in der Sonne oder in speziellen Öfen getrocknet. Anschließend werden sie gekocht. Für ein Pfund Farbstoff werden ca. 70.000 Cochenilleläuse getötet.

Karmin erkennst du an folgenden Bezeichnungen: Karmin, Carmine, Cochinille, Cochineal, Karminsäure, E 120 (für Lebensmittel), CI 75470, Karminrot oder Natural Red 4

Vorteile	Nachteile
Tolle Farben	Ernsthafte Allergien
	Potentiell krebserregend
	Anaphylaktischer Schock
	(Allergische Reaktion auf
	Karmin)

Die Lösung

Natürliche, organische und pflanzliche Farbstoffe schaden weder der Haut, noch der Umwelt. Sie färben gut und sind besonders verträglich. Natürliche Farbpigmente können aus Mineralien, Gesteinen, Muschelkalk, Vulkansteinen, Schlamm, Erden und Edelsteinen gewonnen werden. Sie ergeben schöne, lichtechte Farben. Bekannt sind Indigo blau, Farbstoffe aus Eisenerz und Metallen, natürliches Alizarin, Chlorophyll grün aus den Blättern einer Pflanze, Henna und gelber Curcumin aus der Gelbwurz. Auch aus Wurzeln und Gemüse, Alkannawurzeln (Schminkwurz), Rote-Bete-Saft und Früchten können Farbpigmente gewonnen werden. In zertifizierter Naturkosmetik sind synthetische Farbstoffe nicht zugelassen, tierische hingegen schon. Daher sind hier wieder die Tierschutzzertifikate wichtig, um sicher zu gehen, dass keine Tiere verarbeitet wurden.

Kunden danken es

Marianne, erinnerst Du Dich noch an mein erstes Seminar bei Dir? Im Frühjahr 2016!

Schon in der Frühstückspause war mir klar, dass ich nur noch mit Naturkosmetik arbeiten wollte - bis zur Mittagspause hatte ich den nächsten Tag (Zweites Seminar) für meine Angestellte und mich dazu gebucht und nach der Mittagspause war mir klar, dass ich bei meinem Umzug im Juni 2016 ins neue Geschäft die konventionelle Kosmetik gar nicht mehr mitnehme und nur noch Naturkosmetik anwenden und verkaufen will.

Das war schon damals alles sehr überzeugend - jetzt sind schon über zwei Jahre vergangen und das war die allerbeste Entscheidung für mich und mein Geschäft!

Meine Kunden danken es mir und ich DIR natürlich.

Ursula Braun, Kosmetikstudio Auszeit, Lohr am Main

Naturnahe Kosmetik

Vielleicht hast du dich gewundert, warum die naturnahe Kosmetik nicht unter dem Kapitel „Naturkosmetik" behandelt wird?
Der Begriff „Naturnahe Kosmetik" sagt aus, dass diese Kosmetik der Natur nah ist. Das heißt, dass es die Rohstoffe in der Natur gibt, diese aber im Labor synthetisch hergestellt werden. Darunter fällt Kosmetik, die mit „ohne", „frei von", „0%" auf ihren Produkten wirbt, nicht zertifizierte Naturkosmetik und zu 95 % Apotheken-kosmetik.
Naturnahe Kosmetik verzichtet auf aggressive Tenside, PEGs, Parabene und Mineralöle. Die Produkte sind nicht durch Natrue oder BDIH zertifiziert.
Im Grunde kann man sie als hochwertigere konventionelle Kosmetik beschreiben und deshalb sind sie in diesem Kapitel beschrieben. Die meisten Inhaltsstoffe sind nach wie vor synthetisch, gemischt mit einigen Naturrohstoffen.

Vorteil
Günstig
Lange haltbar
Gleichbleibende Qualität
Keine PEGs
Keine Erdölderivate
Keine Parabene

Nachteil
Synthetische Inhaltsstoffe
Umweltbelastend
Allergen

Die Lösung
Ich empfehle weder die konventionelle, noch die naturnahe Kosmetik. Die Natur bietet uns so viele wertvolle Rohstoffe. Diese kannst du schonend zu einer hautfreundlichen, effektiven Kosmetik verarbeiten. Der Handel bietet hochwertige, zertifizierte Natur- und Biokosmetik an. Zertifizierungen machen dir die Entscheidung leichter. Du kannst dann sicher gehen, dass es sich um echte Naturkosmetik handelt und nicht nur um Pseudo-produkte.

Die meisten Naturkosmetikhersteller achten darauf schonend mit den Ressourcen der Natur umzugehen, Inhaltsstoffe durch Kaltpressung zu gewinnen und den Nutzen für den Kunden so hoch wie möglich zu gestalten. Deshalb empfehle ich dir reine Natur- und Biokosmetik. Die Gründe dafür erfährst du im nächsten Teil des Buches.

Kosmetik „ohne"

Ganz trügerisch sind Kosmetikmarken, die mit „frei von" und „ohne" oder „0%" dem Verbraucher suggerieren, dass es sich um Naturkosmetik handelt. Da werben die Firmen gern mit Slogans wie „Entdecke die natürliche Balance deiner Haut" oder „Unsere Kosmetik – umweltfreundlicher & engagierter" und „Wir setzen uns jeden Tag dafür ein, die Natur zu bewahren" Okay, ist ja schon mal ein Schritt in die richtige Richtung. Aber Naturkosmetik ist es definitiv nicht. Es werden die bekanntesten „Übeltäter" für die Haut herausgelassen. Bilder von Landschaften, Engagements in ärmeren Ländern und Pflanzen mit Heilwirkung manipulieren den Verbraucher negativ. Da kann ich nur sagen: "Marketing top, Kosmetik flopp". Ich habe da mal einen INCI einer neuen, patentierten Kosmetik herausgepickt und analysiert. Hier also das Ergebnis. Besonders trendig ist im Augenblick die Artischocke. Ein französisches Kosmetiklabor, welches sechs Marken, in der Hauptsache Haarpflegeprodukte, produziert, wirbt nun mit „Harmonie für die Haut", die vom anderen Ende der Welt, sicherlich sehr umweltfreundlich, nach Europa geflogen wird….93% der Inhaltsstoffe sind natürlichen Ursprungs. Das ist gut, aber ist es auch Fair Trade und nicht umweltbelastend? Der Rest ist u.a. Paraffin, potentiell krebserzeugende und zellschwächende Inhaltsstoffe sowie Rohstoffe, die die Haut-schutzbarriere zerstören, in dem sie hemmend auf natürliche Mikroorganismen wirken. Also, liebe Leser, bitte schaut genau hin! Vielleicht gibt es seriöse Ausnahmen unter den nicht zertifizierten, „frei von" Pseudo-Naturkosmetikmarken…ich habe in all meinen

Berufsjahren keine gefunden... und das sind viele Jahre. Daher vertraue ich auf zertifizierte Naturkosmetik. Auch da gibt es bezüglich der Qualität erhebliche Unterschiede. Diese sind aber nicht zu Lasten unserer Gesundheit!

Apothekenkosmetik

Wenn ich in der Apotheke einkaufe, gehe ich davon aus, dass es dort nur gesunde Produkte gibt. Du auch? Tja, da irren wir uns wohl gewaltig. Das wichtigste Standbein und die Kompetenz des Apothekenpersonals ist es, rezeptpflichtige Medikamente auszugeben und den Patienten entsprechend zu beraten. Die Belegschaft hat wenig Zeit für Kosmetikschulungen und einen klaren Fokus auf Medikamente. Und so konnte es kommen, dass über 90% der Kosmetikmarken, die in Apotheken vertreten sind, rein synthetisch sind. Mit all den negativen gesundheitlichen Folgen. Die bekanntesten und langjährig vertretenen Apothekenmarken sind wohl Frei Öl, Eucerin, Avène, Bepanthol, La Roche-Posay, Caudalie und Vichy. Keine einzige davon entspricht den hautfreundlichen Kriterien von zertifizierter Naturkosmetik und sie würden die Zertifizierung auch nicht erhalten! Und daher wieder und wieder: Gehe auf Nummer sicher und pflege deine Haut mit zertifizierter Naturkosmetik.

Achtung Pseudosiegel

Eine beachtliche Menge an Umwelt- und Bio-Pseudosiegeln, die den Firmen eine weiße Weste geben sollen, kursiert im Netz und in der Kosmetikwelt. Ein deutscher Hersteller bedient sich gleich sechs solcher Pseudomarken und wirbt mit seiner „Aloe Vera Naturkosmetik" in Kosmetikschulen. Das grenzt an Betrug. Ich bilde hier bewusst keine dieser Siegel ab, damit du nicht durcheinander kommst. Wenn du Lust hast, dann informiere dich ausführlich darüber.

Für Naturkosmetik in Deutschland sind Natrue, BDIH, Cosmos, Demeter und Ecocert relevant und sicher. Die bekanntesten Tierschutzzeichen sind die beiden Häschen vom IHTN und

Leaping-Bunny. Vegane Siegel sind die Vegan Blume der Vegan Society und von pro veg. Auf diese Siegel kannst du dich verlassen.

Green washing

betreiben Firmen, um sich ein grünes Mäntelchen umzuhängen. Im Grunde täuschen sie die Verbraucher bewusst über ihre umwelt- und klimaschädigenden, sowie ethisch inkorrekten Aktivitäten, um als umweltfreundlich, gesundheitlich verantwortungsbewusst und sozial wahrgenommen zu werden, obwohl es in Wahrheit nicht so ist. Die Firmen verwenden Werbung und PR, um vereinzelte Leistungen und Aktivitäten hinsichtlich Umweltschutzes, fairem Handel und Klimaschutz hervorzuheben. Selbst vor Biomessen machen sie nicht halt. So ist es mir passiert, dass ich zwei wunderbare Duschbalsame auf der weltweit größten Messe für ökologische Konsumgüter Biofach/ Vivaness geschenkt bekommen habe. „Save the Planet" stand darauf. Ich war begeistert und habe mich über die Firma genauer informiert. 98 % ihres Kerngeschäftes bestand aus umweltver-schmutzender und Ressourcen ausbeutender Rohstoffgewin-nung! Lediglich die beiden Duschbalsame waren auf natürlicher Basis hergestellt. Der Mehrwert für die Umwelt ging also gegen Null.

Nicht nur die falschen, erfundenen Labels geben den Firmen eine weiße Weste. Es wird noch viel mehr getrickst. So werden Produkte mit 95% Bioanteil beworben obwohl es sich dabei nur um einen einzigen Inhaltstoff handelt und alle anderen synthetischer, haut- und umweltschädigender Natur sind. Es werden allgemeine positive und vage Aussagen getroffen, die mit dem Produkt gar nichts zu tun haben. Extrem viele Unternehmen werben inzwischen mit Nachhaltigkeit. Eine genaue Definition dieses Begriffes gibt es nicht und das machen sich die Firmen zunutze, die ihr umweltschädigendes Verhalten zu verbergen haben. So schmücken sich die Unternehmen mit fremden Federn, in dem sie Fotos auf zu ihnen beziehungslosen Bioplantagen verbreiten und ökologisch positiv besetzte Aktivitäten sponsern.

Die Gründe für Green Washing liegen auf der Hand:

Der Verbraucher kauft gern mit reinem Gewissen. Biologische und natürliche Produkte besitzen inzwischen einen hohen Prestige-wert und können teurer verkauft werden. Es lebe der Profit....

Und wie kannst du dich davor schützen, getäuscht zu werden? Du kannst dich informieren und nachfragen, auf regionale und zertifizierte Produkte setzen und Firmen mit transparenten Herstellungs- und Lieferketten bevorzugen.

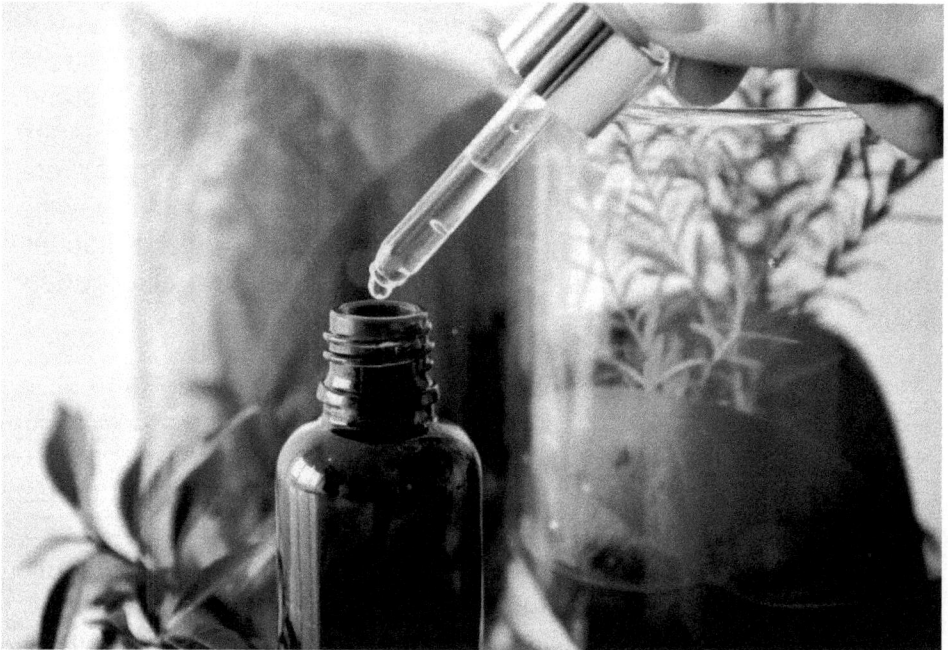

Green Washing

Ich bin Kosmetikschülerin und wir hatten letzte Woche eine Produktschulung. Ich war aufgrund der bisherigen Produktschulungen anderer Firmen skeptisch, denn ich bevorzuge Naturkosmetik. Ich blieb aber offen und lies mich darauf ein. Die Trainerin machte einen guten und kompetenten Eindruck und hat ein eigenes Kosmetikstudio. Wir erhielten Prospekte und Kataloge und ich war positiv überrascht, da beides mit überaus löblichen Logos versehen waren, wie z.B. Bio, Vegan, Aloe Certified, Active Aloe, Bio, Qualität...die Freude hielt nicht lange an, denn 4 davon waren erfunden; diese Siegel gab es in Wirklichkeit gar nicht. Das Biolabel war nach der EG Ökoverordnung und für Lebensmittel gedacht. Vielleicht war damit die Aloepflanze gemeint, die aus Mexico importiert wurde? Wir gingen jedes Produkt durch, jeder probierte dies und das aus und ich schmierte mir die Testcremes allesamt ins Gesicht, da es bei den ersten Fältchen nicht schaden kann und ich ja zu diesem Zeitpunkt nicht wusste, dass da Bestandteile enthalten sind, die natürliche Wirkstoffkosmetik wirklich nicht haben sollte. Mir brannten den ganzen Tag die Augen, weil ich das Zeug nicht gewohnt bin und auch noch am nächsten Tag. Okay, ich habe mir auch mehrere Cremes in das Gesicht geschmiert... Aber das sollte dennoch nicht sein. Nach der Schulung wurden auch andere stutzig und informierten sich über die Produkte. Es steht Wirkstoffkosmetik darauf, aber es wurde von der Schulungsleitung klar kommuniziert, dass die gesamten Produkte eher naturbelassen und ein Dreiklang aus Natur, Wirkstoff und Qualität sein sollen. Soll mir da klar sein, dass es keine natürlichen Wirkstoffe sind, sondern Silikonöle, Paraffin, synthetische Duftstoffe und Farbstoffe? Sind das tatsächlich so wichtige Wirkstoffe die meine Haut unbedingt braucht? Wir waren allesamt enttäuscht und einige kamen am nächsten Tag auch nicht zum praktischen Teil der Schulung. Finde ich sehr schön, dass viele meiner Mitschülerinnen schon so ein Bewusstsein haben. **Hanna Damberger, Kosmetikschülerin, München**

Licht im Kosmetik-Dschungel!

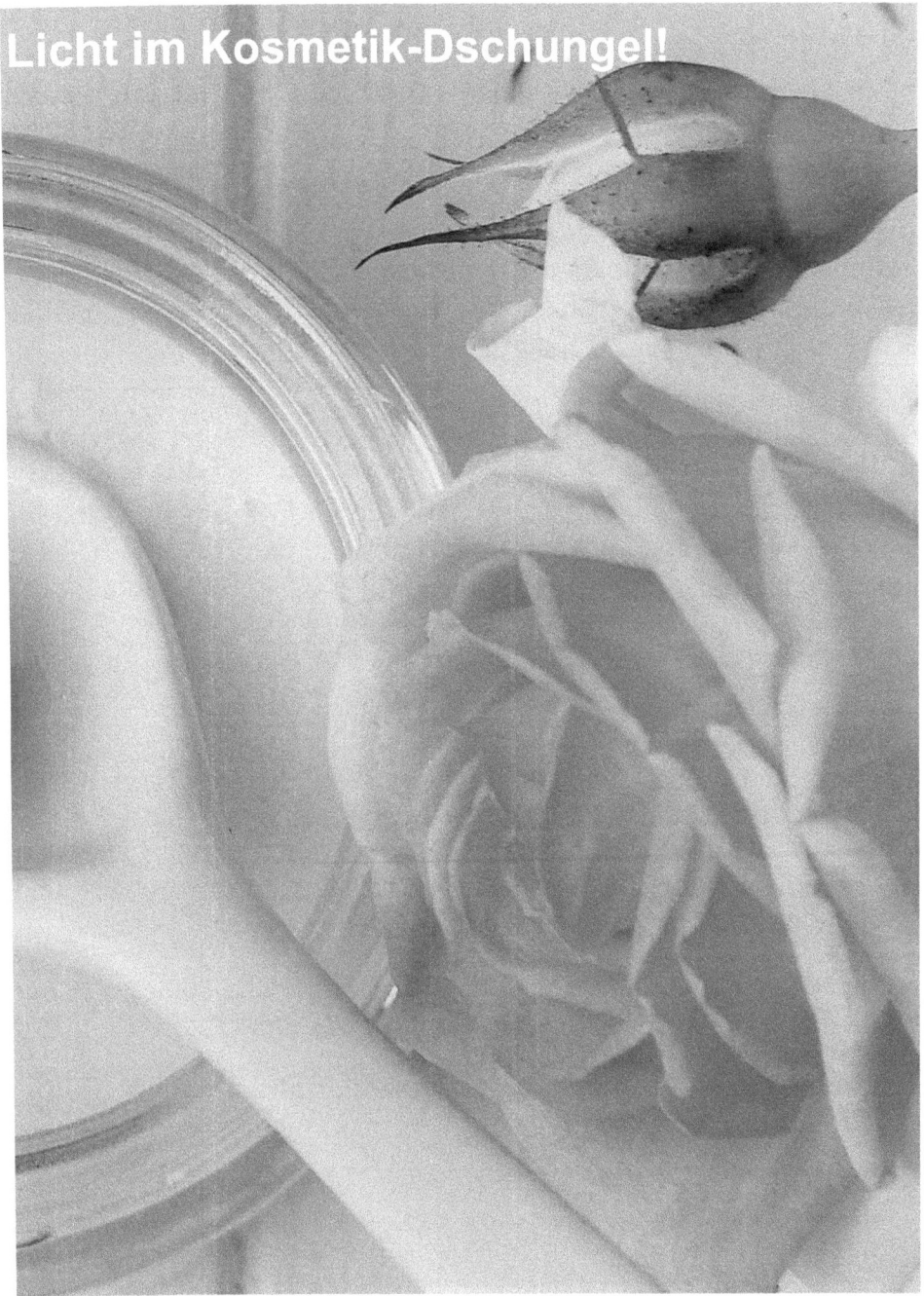

Licht im Kosmetik-Dschungel!

Die Nachfrage nach Naturkosmetik stieg in den letzten Jahren kontinuierlich. Und das ist gut so, denn je weniger chemische Inhaltsstoffe wir unserem Körper zumuten, desto gesünder bleibt er. Da es aber auch hier große Unterschiede gibt, möchte ich nochmal eine kleine Zusammenfassung anbieten, um bewusst durch den Dschungel der Kosmetikwelt zu führen. Anschließend schauen wir uns die zertifizierte Natur- und Biokosmetik genauer an.

Kosmetik-Dschungel

Mit Hilfe deiner beiden Bücher habe ich im Frühjahr und jetzt im Herbst Workshops für die "Junge Haut" und die "Reife Haut" ausgearbeitet und abgehalten. Natürlich mit Deinen Rezepten!

Sehr erfolgreich übrigens - Fazit: Es ist unglaublich, wie wenig der Endverbraucher über die Unterschiede zwischen einer Bio-Naturkosmetik und einer konventionellen Kosmetik weiß.

Meine Workshop-Damen haben teilweise nur den Kopf geschüttelt und ungläubig geschaut, nachdem ich sie aufgeklärt habe. Sie gehen jetzt auf jeden Fall mit offenen Augen durch dieses Labyrinth! Dieser Dschungel an Inhaltsstoffen ist ja auch unglaublich und über die Zertifizierungen wissen so wenige, was sie bedeuten!

Ich, oder wir alle aus dem Naturkosmetik-Bereich haben auf jeden Fall noch jede Menge Aufklärungsarbeit vor uns ☺

Ursula Braun, Kosmetikstudio Auszeit, Lohr am Main

Konventionelle Kosmetik
kann auf alle verfügbaren Rohstoffe zurückgreifen. Auch auf jene, die potentiell krebserzeugend, hormonverändernd und irritierend sind. Kosmetik „ohne" oder „frei von" verzichtet bereits auf einige besonders schädigende Rohstoffe, ist jedoch nichts anderes als konventionelle Kosmetik, mit all den Gefahren, die diese in sich birgt.

Vegane Kosmetik
sagt aus, dass diese ohne tierische Inhaltsstoffe auskommt. Sie kann sowohl konventionell, wie auch natürlich sein, je nach Hersteller.

Pflanzenkosmetik
ist ein typischer Vertreter von Green Washing (dazu später mehr) bzw. naturnaher Kosmetik. Bekanntester Vertreter in Deutschland ist wohl die Pflanzenkosmetik von Yves Rocher. Die Produkte enthalten pflanzliche, tierische und synthetische Rohstoffe. Und Mineralöle, Silikone, PEGs uvm.

Bis heute gibt es für Pflanzenkosmetik keine einheitliche Definition. Glücklicherweise sind die Menschen heute aber aufgeklärter und möchten wissen, was in ihrer Kosmetik enthalten ist. So kommt es, dass die Naturkosmetik ein Wachstumsmarkt ist. Leider auch die naturnahe. Das Wachstum der konventionellen Kosmetik stagniert derzeit.

Das erklärt, weshalb mit allen möglichen Marketingtricks versucht wird ein „Grünes" Image aufzubauen. Yves Rocher hat günstige Preise, eigene grüne Shops, ein Blatt als Logo... alles sieht top aus, die Broschüren lesen sich, als ob Naturinhaltsstoffe und Naturschutz oberste Priorität hätten. Die Firma hat eine ausgesprochen gute Marketingabteilung. Doch schauen wir uns einmal ein Produkt davon genauer an.

Aufpolsternde Pflege Tag Anti-Falten & Festigkeit

Von Yves Rocher „DIE PFLANZEN-KOSMETIK SEIT 1959" .
Hervorgehoben wird in der Beschreibung der pflanzliche Wirkstoff
Eiskraut, mit bemerkenswerter Anti-Falten-Kraft.

Dann folgt der INCI:
1. AQUA (WATER), 2. GLYCERIN, 3. ETHYLHEXYL STEARATE,
4. DIMETHICONE, 5. METHYLPROPANEDIOL, 6. CETYL ALCO-
HOL, 7. GLYCINE SOJA OIL (SOYBEAN OIL), 8. BRASSICA
CAMPESTRIS SEED OIL (RAPESEED SEED OIL), 9. SESAMUM
INDICUM SEED OIL (SESAME SEED OIL), 10. METHYL GLU-
COSE SESQUISTEARATE, 11. CENTAUREA CYANUS
FLOWER WATER (CORNFLOWER FLOWER WATER), 12.
TALC, 13. PEG-100 STEARATE, 14. GLYCERYL STEARATE,
15. ACACIA SENEGAL GUM, 16. APHLOIA THEIFORMIS LEAF
EXTRACT (APHLOIA LEAF EXTRACT), 17. PHENOXY-
ETHANOL, 18. PARFUM, 19. ETHYL LINOLEATE, 20. CAR-
BOMER, 21. LECITHIN, 22. PYRUS MALUS FRUIT EXTRACT
(APPLE FRUIT EXTRACT), 23. XANTHAN GUM, 24. SORBIC
ACID, 25. TOCOPHERYL ACETATE, 26. RETINYL PALMITATE,
27. SODIUM HYDROXIDE, 28. BHT, 29. METHYLSILANOL
MANNURONATE, 30. TETRASODIUM EDTA, 31. **MESEMBRY-
ANTHEMUM CRYSTALLINUM EXTRACT** (LIFE PLANT EX-
TRACT), 32. SODIUM BENZOATE, 33. POTASSIUM SORBATE,
34. CITRIC ACID, 35. TOCOPHEROL, 36. PROPYL GALLATE,
37. 1593v0

Ganz schön viel, was? Dann machen wir uns mal an die Übersetzung. So viel Arbeit macht sich ja normalerweise kein Mensch, aber es lohnt sich:

1. Wasser, 2. Glycerin, 3. Lipid (Fett), 4. Silikon, 5. Lösungsmittel, 6. Alkohol, 7. Soja, 8. Rübenkohlöl, 9. Sesamöl, 10. Emulgator, 11. Kornblumenpflanzenwasser, 12. Talkum, 13. Tensid, 14. Emulgator, 15. weiße Akazie, 16. Aphloia Blatt Extrakt, 17. Konservierung, 18. Parfüm, 19. Parfümierender Stoff, 20. Konsistenzgeber, 21. Emulgator, 22. Apfelextrakt, 23. Verdickungsmittel, 24. Konservierung, 25. Antioxidant, 26. Retinol, 27. Säureregulator, 28. Antioxidant, 29. Silikonbasis, 30. Stabilisator, 31. **Eiskraut**, 32. Konservierung, 33. Konservierung, 34. Zitronensäure, 35. Vitamin E, 36. Antioxidant, 37. unbekannt.

Wenn wir den INCI nun analysieren, erkennen wir folgendes: Die Creme hat insgesamt 37 Inhaltsstoffe. Das viel gelobte Eis(en)kraut erscheint an siebtletzter Stelle. Also können wir davon ausgehen, dass nicht viel davon in der Creme enthalten ist. Zusätzlich finden wir neun Inhaltsstoffe, die bedenklich für die Haut sind.

Silikon	verstopft die Poren
PEG-100	schwächt die Barrierefunktion der Haut
Phenoxyethanol	Verdacht auf Störungen des Immunsystems
Lecithin	allergiefördernd
BHT	allergieauslösend

Tetrasodium Edta zellschwächend

Sodium Benzoate   allergiefördernd

Potassium Sorbate   allergiefördernd

Propyl Gallate   allergieauslösend

Ich kann mir nicht vorstellen, dass die Käuferin das möchte. Wenn doch synthetische Kosmetik so gut sein soll, wieso steht die Firma nicht dazu? Und weshalb wird der Verbraucherin etwas vorgemacht? Eigentlich wollte sie doch nur ihre Fältchen glätten und frischer aussehen. Oder?

Naturkosmetik
ist kein geschützter Begriff. Und so ist der Unterschied zur Pflanzenkosmetik, so lange keine entsprechenden Siegel auf dem Produkt vorhanden sind, oftmals nicht sehr hoch. Nach wie vor können tierische und synthetische Inhaltsstoffe verarbeitet werden. Bienenwachs, Wollfett – auch Lanolin genannt, kommen häufig in Naturkosmetik vor. Möchtest du keine tierischen Rohstoffe, musst du auf Tierschutz- oder Veganzeichen achten. Zudem musst du dir bewusst machen, dass in Naturkosmetik ohne Bioanteile die Rohstoffe aus konventionellem Anbau kommen.

Biokosmetik
ist auch kein geschützter Begriff. In der Regel sollte aber der höchstmögliche Prozentsatz der verwendeten Rohstoffe aus kontrolliert biologischem Anbau stammen. Und du solltest keine synthetischen Inhaltsstoffe vorfinden.

Ich möchte den wesentlichen Unterschied von Natur- und Biokosmetik anhand eines Beispiels über „Bienenwachs" kurz verdeutlichen: Im Handel findest du unter dem Namen Cera Alba weiße Bienenwachs-Pellets, die nach gar nichts riechen. Diese Pellets sind raffiniert, d.h. das Bienenwachs wird gereinigt, gebleicht, desodoriert und zu Pellets gepresst. Sie dienen als Grundlage für Salben und Cremes. Inhaltsstoffe sind durch diesen Prozess keine mehr vorhanden. Ein Naturprodukt ist es dennoch. Bienenwachs vom Bio-Imker ist gelb und intensiv duftend. Es enthält Honig, Propolis und Pollen, die sehr pflegend für die Haut sind.

Beides ist echte Naturkosmetik. Mit großem Unterschied. Vielleicht fragst du dich nun, wie du als Laie die Qualitäten von Bio- und Naturkosmetik erkennen kannst? Dazu gebe ich dir Tipps auf den nächsten Seiten.

Aber auch bei echter Naturkosmetik gibt es Qualitätsunterschiede, da die Siegel nur Mindeststandards festlegen. So wird auch hier Palmöl aus Rodungen genutzt, vorkonservierte Stoffe eingefügt und Öle zu Gunsten des Profits raffiniert. Zu erkennen ist das meist nur am Preis. Für die meisten Discounter ist Fair Trade bei Kosmetikprodukten noch ein Fremdwort. Dennoch ist es tausend Mal besser, wenn du günstige Naturkosmetik verwendest an Stelle von konventioneller Kosmetik. Die Ressourcen der Erde werden geschont, wenn auch nicht mit 100-prozentiger Konsequenz. Aber es ist ein begrüßenswerter Einstieg, der zum Umdenken anregt.

Auch Hersteller natürlicher Kosmetik raffinieren ihre Öle, um sie länger haltbar zu machen und den Ertrag zu steigern. Raffiniert wird, um einen Rohstoff zu entschleimen und zu entsäuern. Duft und Farbe werden entfernt. Dieser Prozess startet bei 120 Grad und endet bei 250 Grad. Teilraffination ist möglich, um zum Beispiel bei einer Sheabutter den unangenehmen Duft zu entfernen.

Öle, die bis zu 250 Grad behandelt werden, sind tote Materie, die der Haut keinen Nutzen mehr bringt. Erkennen kannst du das nur am günstigen Preis, oder wenn du den Hersteller gezielt danach frägst.

Einige Naturkosmetikhersteller nutzen die Kaltpressung bis zu 60 Grad, so dass die wertvollen Inhaltsstoffe der Öle erhalten bleiben. Auf den Ölen ist das mit nativ, genuin oder 100% natürlich gekennzeichnet.

Kosmetikrohstoffe können auch kalt miteinander vermengt werden. Dies ist kein einfacher Prozess bezüglich der Haltbar- und Mischbarkeit. Doch deine Haut profitiert von den Flavonoiden, Vitaminen, Spurenelementen, Lipiden und Fettbegleitstoffen der Pflanzen, die durch die schonende Verarbeitung im Produkt erhalten bleiben.

Bitte achte beim Kauf deiner Naturkosmetik darauf, was auf den Tiegeln und Flaschen beschrieben ist. Nutze Verbraucher-Apps (Code-Check). Informiere dich über die Verarbeitung und Nutzung einzelner Inhaltsstoffe, wie beispielsweise Palmöl.

Echte Biokosmetik wird im Augenblick nur von einer Handvoll Hersteller in Deutschland angeboten. Bei „organischer = bio" Kosmetik kannst du von einem Bioanteil der pflanzlichen Rohstoffe von 95% ausgehen. Die restlichen 5% sind ebenso natürlichen und gentechnikfreien Ursprungs.

Warum zertifizierte Naturkosmetik?

Im Jahre 2000 hat der Europarat eine Definition für Naturkosmetik vorgelegt. In dieser Erklärung sind Herstellungs-verfahren und Stoffe aus pflanzlichem, tierischem und mineralischem Ursprung, welche die größtmögliche Sicherheit für die Haut bieten, erlaubt. Duftstoffe müssen ISO 9235 entsprechen.

Ausgeschlossen sind PEG's, Silikone, Parabene, synthetische Duftstoffe, aggressive waschaktive Tenside und Erdölprodukte. Teilweise sind naturidentische Konservierungsstoffe und Emulgatoren erlaubt.

Natürliche pflanzliche Inhaltstoffe sind nicht automatisch in Bioqualität, wie viele Verbraucher fälschlicherweise annehmen. Die genutzten Pflanzen können also durchaus mit Pestiziden, Fungiziden und Herbiziden behandelt worden sein. Das macht die Ernten sicherer und damit auch den Ertrag. So ist auch die Naturkosmetik genau zu betrachten.

Naturkosmetik ist genau genommen „Kosmetik aus „natürlicheren" Rohstoffen als konventionelle Kosmetik und auch das kritisch zu betrachtende Palmöl wird eingesetzt. Die Nachfrage nach Palmöl wächst kontinuierlich. Bedenke aber, dass in der Kosmetik gar nicht so viel Palmöl wie in der Lebensmittelindustrie verwendet wird. Angeblich steckt Palmöl in jedem zweiten Supermarkt-produkt. Aber das meiste Palmöl, nämlich die Hälfte des derzeit importierten Öles, wandert in den Biokraftstoff. Wir tanken es. Hast du das gewusst? Du kannst durchaus bei der Wahl deiner Kosmetik achtsam sein. Wenn du Produkte kaufst, bei denen das Palmöl vom RSPO zertifiziert ist, hilfst du der Umwelt. Palmöl ist eine günstige Alternative zu Mineralöl und deutlich besser für deine Haut. Frag einfach die Naturkosmetikhersteller nach dem Zertifikat.

Pflanzenrohstoffe können von Flächen kommen, die vorher gerodet wurden. Auch Monokulturen sind möglich. Eingesetzte Pestizide sichern Ernte und Erträge, verschlechtern aber die Inhaltsstoffe der Pflanzen und schädigen den Boden. Dumpingpreise helfen den Bauern in armen Ländern nicht langfristig. Aber nur so können die Hersteller günstige Preise gewährleisten oder hohe Gewinne erzielen.

Pflanzenrohstoffe können auf dem Weltmarkt zu unterschiedlichen Preisen und Qualitäten gekauft werden. Ausschlaggebend für eine hohe Qualität der Rohstoffe ist sicherlich die Abnahmemenge und ob ein Unternehmen Preisführerschaft oder Qualitätsführerschaft anstrebt.

Du (oder dein Geldbeutel) entscheidest selbst, wie wichtig dir Umweltschutz und fairer Handel sind, indem du im Discounter oder im Bioladen einkaufst.

Einige Kosmetikhersteller haben feste Anbaupartner, die von ihnen unterstützt werden. Dadurch ist der Weg vom Saatgut zum fertigen Produkt für den Endverbraucher nachvollziehbar und Fair Trade garantiert. Das kostet mehr, denn Qualität hat ihren Preis. Beim Kauf dieser Produkte trägst du dafür maßgeblich zum Umweltschutz bei. Und das ist doch ein tolles Gefühl, oder?

Zertifizierungen sind eine gute Hilfe um sicher zu sein, dass du echte Naturkosmetik erhältst. Auf die verbindlichen Standards kannst du dich verlassen.

Welchen Siegeln können wir nun vertrauen? Ich gehe hier auf die beiden für Deutschland relevanten Siegel ein. Die Siegel für Tierschutz, Vegan und fairen Handel habe ich im Buch immer wieder erwähnt und erklärt. Sie haben erst im zweiten Schritt etwas mit Natur- und Biokosmetik zu tun.

Seit 2010 gibt es den COSMOS-Standard. Unter diesem Siegel haben sich mehrere internationale Firmen zusammengeschlossen. Ziele des Standards sind:

- Erzeugnisse aus ökologischem Anbau zu fördern
- Verantwortungsvoller Umgang mit Ressourcen
- Umweltbewußte und gesunde Herstellung und Verarbeitung von Kosmetikprodukten

Von Deutschland ist der BDIH (Bundesverband der Industrie- und Handelsunternehmen für Arzneimittel, Reformwaren, Nahrungsergänzungsmittel und kosmetische Mittel e.V.) Mitglied. Der Non-Profit Verband BDIH zertifiziert weltweit Produkte. Über 500 Firmen sind bereits Mitglied. Auch einzelne Produkte einer Firma können die Zertifizierung erhalten. Dadurch musst du allerdings achtsam sein, damit du nicht unabsichtlich ein synthetisches Produkt kaufst, weil daneben ein zertifiziertes der gleichen Marke steht. Auch mir ist das schon passiert und ich war „not amused", wie es die Queen von England wohl sagen würde.

BDIH erlaubt

Mineralische und pflanzliche Rohstoffe

Tierische Inhaltsstoffe, die von wirbellosen Tieren stammen

Naturidentische Konservierungsmittel

Natürliche Duftstoffe nach ISO 9235

BDIH erlaubt nicht

Rohstoffe, die nach 1997 mittels Tierversuchen zugelassen wurden

Radioaktive Bestrahlungen (wird gern bei herkömmlicher Tonerde gemacht)

Synthetische Duft- und Farbstoffe

Erdölprodukte (Derivate)

Ethoxilierte Rohstoffe (aggressive Tenside).

Das zweite Siegel, das ich vorstellen möchte ist

Natrue

Dieses Siegel wurde von dem internationalen Verband für Naturkosmetik gegründet. Das Siegel entspricht oben genannten Kriterien von BDIH und bietet noch einige hochwertige Standards zusätzlich. Natrue ist, wie BDIH, nicht gewinnorientiert (Non-Profit).

Die Vertreter von Natrue wirken bei der EU in Brüssel mit. Sie setzen sich für die Gesetze bezüglich Naturkosmetik ein. Bei den vielen dort vertretenen Chemiekonzernen ist diese Arbeit dringend erforderlich. Vor allem, wenn man bedenkt, dass derzeit kein Unterschied bei der Ausarbeitung der Vorschriften zwischen synthetisch hergestellten und natürlichen Inhaltsstoffen gemacht wird.

Um die Natrue-Zertifizierung zu erhalten, müssen Kosmetikhersteller mindestens 75% ihrer Produkte auf beschriebenem Niveau produzieren. Das gibt dir als Verbraucher eine hohe Sicherheit.

Das Natrue Zertifikat hat 3 Abstufungen:

1. Naturkosmetik
entspricht vorher genannten Basis-Kriterien. Für naturidentische Stoffe gibt es eine Obergrenze. Das Kosmetikprodukt enthält hauptsächlich Rohstoffe natürlichen Ursprungs.

2. Naturkosmetik mit einem Bioanteil von mindestens 70%
erfüllt alles von Stufe 1. Zusätzlich sind mindestens 70% der verwendeten Rohstoffe aus kontrolliert biologischem Anbau (kbA) oder Wildsammlung (ws). Dementsprechend sind die Pflanzen nicht mit Pestiziden, künstlichen Düngern und anderen Schadstoffen belastet.

3. Biokosmetik mit einem Bioanteil von mindestens 95% bietet
höchste Qualität. Mindestens 95% der Rohstoffe in deinem gekauften Produkt sind aus kontrolliert biologischem Anbau (kbA) oder Wildsammlung (ws). Letztere ist dabei noch hochwertiger wie kbA, denn die Pflanzen und ihr Nährboden sind absolut ursprünglich. Selbstverständlich ist auch die Wildsammlung kontrolliert, damit nicht alle Pflanzen abgeerntet werden.

Tonerden und Wasser erhalten kein Biosiegel, egal wie rein sie sind. Daher gibt es wenig Kosmetikprodukte, die 100% bio sind.

Durch die drei Levels sind die Inhaltsstoffe und die Qualität zertifizierter Produkte für den Laien nachvollziehbar. Natrue hat klare Aussagen über Bio- und Naturkosmetik, die man nachlesen kann und die von den Kosmetikherstellern eingehalten werden müssen.

Biokosmetik

100% Bio ist derzeit noch nicht produzierbar. Rohstoffe wie Wasser und Tonerden erhalten keine Bio-Zertifizierung. Es gibt in der EU kein verbindliches Biosiegel, wenn man von der dritten Abstufung Natrues mal absieht. Du kannst dich aber bei den Kosmetikherstellern, oder über Verbraucherapps wie Code-Check und Hautschutzengel, über die Inhaltsstoffe informieren:

Biokosmetik bietet die größtmögliche Qualität aller Kosmetikinhaltsstoffe. Sie enthält keine Mineralöle, Silikone, PEGs, Pestizide und synthetische Duftstoffe. Achtsamer Umgang mit Ressourcen ist durch kontrolliert biologischen Anbau (kbA) und Wildsammung (ws) garantiert. Die Hersteller achten auf nachhaltige Verpackungen, Naturschutz, verbindliche Regelungen gegen Rodungen und für fairen Handel. Farmer aus ärmeren Ländern erhalten faire Preise, garantierte Abnahmemengen der Destillate und Öle und Unterstützung in der Bio-Zertifizierung. Langfristige Projekte ernähren ganze Familien über Generationen hinweg. Demeter ist der „Ferrari" unter den Bioqualitäten; die Pflanzen stammen aus kontrolliert biologisch dynamischem Anbau.

Die Natur stellt uns wertvolle Ressourcen bereit.
Edle ätherische Öle, ausgesuchte Pflanzenöle und – wässer, sanfte natürliche Rohstoffe für schöne Haut.
Biokosmetik sorgt für eine gesunde, schöne Haut im Einklang mit der Natur.

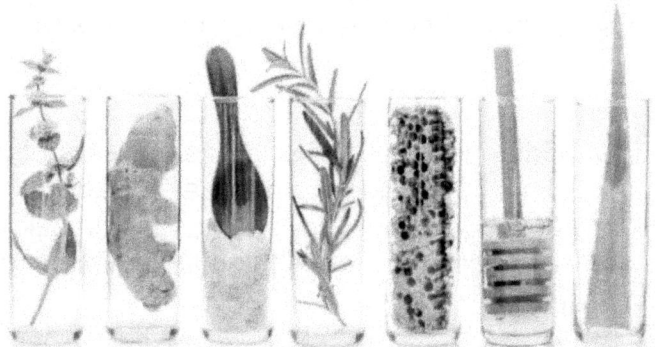

Wirkung Naturkosmetik

Eine Neukundin (52 Jahre) kam mit starken Rötungen, entzündlichen Pusteln am Halsbereich und Kinnleiste zu mir. Diese rötlichen Verdickungen waren sehr schmerzhaft und kleine Mitesser zeigten sich ebenfalls. Die Gesichtshaut war sehr trocken.
Die Kundin war beim Hautarzt und hatte verschiedene Mittel gegen Akne verschrieben bekommen, ohne Erfolg. Nach Aussage des Arztes könnte es eine Allergie sein auf Waschmittel oder ihren Schal.
Sie probierte aber auch verschiedene Kosmetik aus.
Erster Besuch in meinem Naturkosmetikinstitut:
Sanfte Reinigung mit milder Reinigungsmilch und im Halsbereich nochmals mit Reinigungsgel.
Mildes Peeling, danach eine Heilerdemaske die wie folgt angerührt wird: 2 Teelöffel weiße Heilerde mit Teebaumwasser zu einem Brei gemischt, 1 Teelöffel Jojobaöl, 6 Tropfen ätherisches Bio-Lavendelöl, 3 Tropfen ätherisches Neroliöl, 10 Minuten Einwirkzeit.
Mildes Gesichtswasser zum Abschluss und dann eine Rosenpflege für das Gesicht. Hals und Kinnleiste wurden mit talgregulierender Pflege auf Salbeibasis versorgt.
Zur Heimpflege:
Reinigungsmilch und Reinigungsgel. Mildes Gesichtswasser. Für betroffene Stellen ein Teebaumwasser und Lavendelöl, Pflege für das Gesicht, leichte extra Pflege für den Hals auf Salbeibasis. Nach 10 Wochen war das Hautbild schon sehr viel besser und die schmerzhaften Knötchen deutlich zurückgegangen.

Jetzt ist die Kundin schon 5 Jahre in meinem Institut und fühlt sich sehr wohl in ihrer Haut. Es sind nicht einmal Narben zurück geblieben und sie liebt Naturkosmetik über alles.

Heike Braun, Naturkosmetik Heike Braun, Speyer

Edle Rohstoffe

Geschenke für unsere Haut

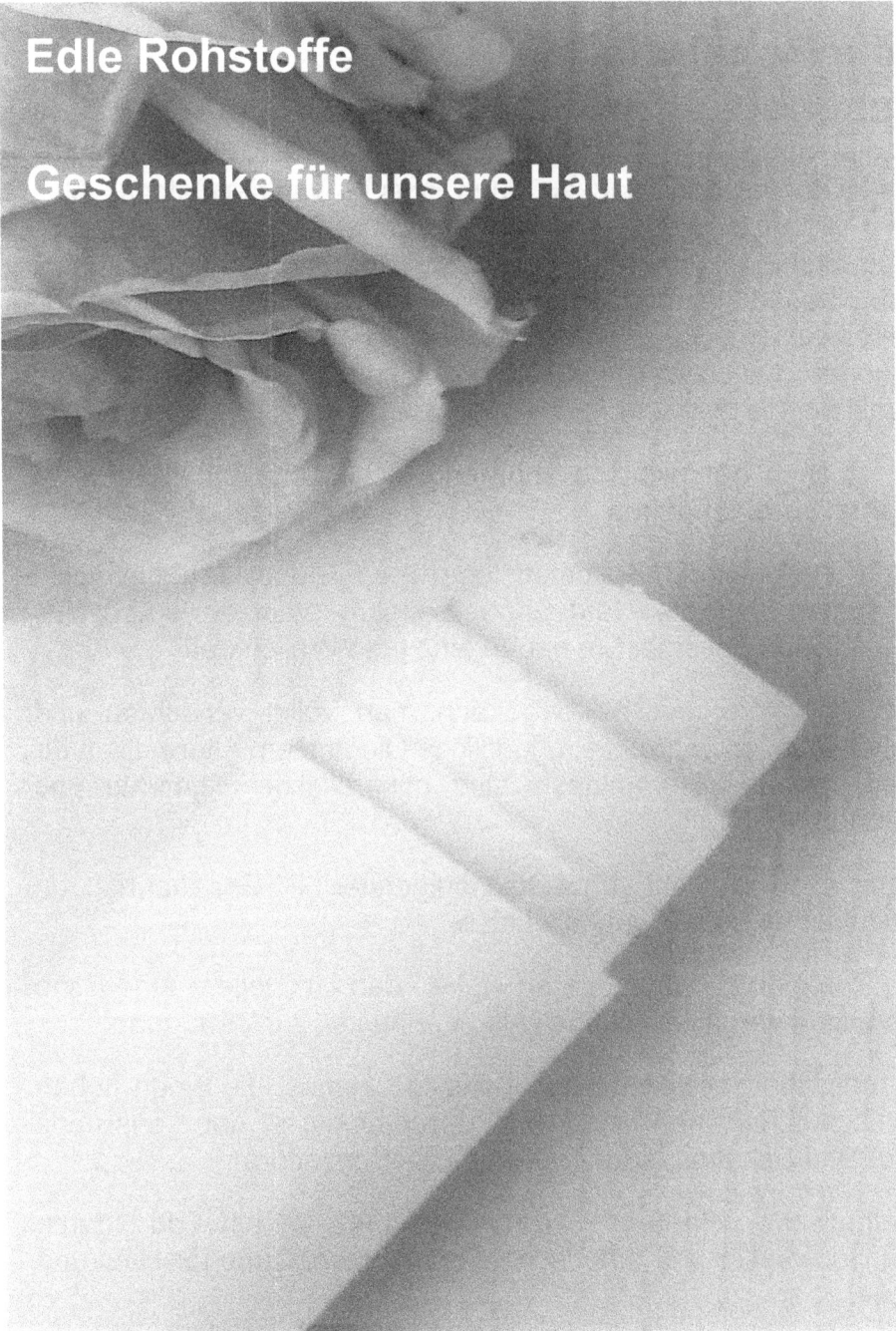

Edle Rohstoffe:
Geschenke für unsere Haut

Es gibt verschiedene Arten von Naturkosmetik. Frischekosmetik basiert auf frischen Pflanzen. Zum Beispiel wird der Saft der Aloe Vera Pflanze direkt auf die Haut aufgetragen. Basische Pflegeprodukte sind für die Übersäuerung und die damit verbundenen Hautprobleme konzipiert. „Vegan" ist in den letzten Jahren ein Lifestyle geworden. Natürliche vegane Kosmetik duldet keinerlei tierische Inhaltsstoffe, also auch kein Wollfett, Bienenwachs uvm.

Es ist auch gar nicht so schwierig, schädliche Inhaltsstoffe in Kosmetika zu umgehen:

Milde Zucker- und Kokostenside (Coco Glucoside), die leicht schäumen und die Haut sanft reinigen, ersetzen aggressive synthetische Tenside. Sie haben eine gute Waschkraft.

Auf Mineralöle und Silikone kann man völlig verzichten und stattdessen kaltgepresste, pflanzliche Öle nutzen. Alternativen für Make-up auf Mineralölbasis sind mineralische Pigmente und Naturfarben.

Statt Kosmetik mit umweltschädigender PEGs, kannst du Produkte mit Bienenwachs wählen.

Um Produkte zu konservieren stehen den Herstellern ätherische Öle und unvergällter Alkohol, also Weingeist, zur Verfügung.

Sonnenschutz bieten dir mineralische Cremes, die einen hohen Lichtschutzfaktor enthalten und geschmeidig in der Konsistenz sind. Und Schatten, sowie Vitamin D in Kapselform.

Synthetische Parfüms und Duftstoffe kannst du durch Pflanzenwässer und ätherische Öle ersetzen, Düfte für Haut und Sinne.

Für tierisches Kollagen aus Sehnen und Knochen gibt es keinen pflanzlichen Ersatzstoff. Daher solltest du auf Kollagencremes einfach verzichten.

Reine, vegane Bio-Hyaluronsäure wird mit Hilfe von Mikroorganismen aus Weizen und Hefe gewonnen. Es ist ein sehr teurer Rohstoff, der keine Allergien auslöst. Ich empfehle dir die Einnahme von Kapseln, die nicht nur gut für die Haut, sondern auch für Knorpel und Gelenke sind.

Seide kann man gewinnen, indem der Kokon schonend geöffnet wird, so dass die Schmetterlinge schlüpfen können. Viele Designer setzen sich inzwischen dafür ein. Du musst dich auf die Aussagen der Kosmetikhersteller verlassen, oder auf Seide im Produkt verzichten.

Als Naturkosmetikerin und Aromaexpertin bin ich spezialisiert auf ätherische Öle, Pflanzenöle und -wässer. Diese natürlichen Rohstoffe stärken die Haut und aktivieren ihren Eigenschutz. Auf den folgenden Seiten stelle ich Rohstoffe aus meinem Spezialgebiet vor, die mit ihren Eigenschaften die Haut zum Strahlen bringen.

Mit diesem Wissen bist du in der Lage Rohstoffe und Kosmetikprodukte, die dich besonders ansprechen, für deine Hautpflege auszusuchen.

100% naturreine ätherische Öle

Ätherische Öle sind Teil der Aromatherapie und diese ist wiederum ein Gebiet der wissenschaftlich anerkannten Pflanzenheilkunde (Phytotherapie). Die wunderbar duftenden Öle werden gern in Parfums eingesetzt, da sie durch ihre Konsistenz keine Fettflecken hinterlassen. Sie sind flüchtige, leicht verdampfende und stark duftende Extrakte aus Pflanzenteilen, die durch Wasserdampfdestillation oder Extraktion gewonnen werden. Sie enthalten keine Fette, wie beispielsweise die Pflanzenöle, sind aber fettlöslich. Im Wasser lösen sie sich nur mit Hilfe eines Emulgators wie Sahne, Salz oder Alkohol. In kosmetischen Produkten sind hautschmeichelnde und wohltuende ätherische Öle verarbeitet. Die hier vorgestellten ätherischen Öle wirken antiviral, antibakteriell und teilweise antimykotisch, (d.h. sie wirken auch gegen Pilze). In jedem Öl sind die einzelnen Wirkweisen unterschiedlich ausgeprägt.

Generell gilt, dass ätherische Öle kleine Powertropfen sind und deshalb die Dosierung immer sehr niedrig sein sollte. Mit ihrer Hilfe ist eine sanfte und effektive Pflege für schöne und gesunde Haut möglich.

Ätherische Öle stecken voller verschiedener Inhaltsstoffe, sind also Vielstoffgemische (sie enthalten sogenannte Monoterpene, Sesquiterpene, Monoterpenole uvm.), die durch ihren Synergie-effekt wahre Wunder auf der Haut vollbringen können. Die schönste Haut haben meiner Meinung nach Menschen, die schon früh mit Pflanzenölen und ätherischen Ölen zu pflegen begonnen haben.

Ätherische Öle aktivieren oder beruhigen die Haut. Je nachdem, welche Bedürfnisse sie gerade hat. Viele ätherische Öle wirken hormonregulierend, ohne Nebenwirkungen, was besonders für Frauen von Vorteil ist. Alle Vorgänge in der Haut werden mit zunehmendem Alter langsamer und träger. Die Haut wird dünner und trockener und braucht mehr und mehr Pflege. Die Epidermis muss mit viel Feuchtigkeit und Lipiden genährt werden, damit sie stabil und zart bleibt. Wir müssen das Bindegewebe stärken, um die Elastizität der Haut zu erhalten und Hautprozesse zu aktivieren.

In Bio-Pflegeöl gemischt, oder auch zum Teil pur angewendet, sind reine ätherische Öle bereits 10 Minuten nach dem Auftragen in der Blut- und Lymphbahn nachweisbar. Deshalb sind sie besonders wertvoll in Kosmetikprodukten. Sie wirken nicht nur positiv auf und in der Haut, sondern auch auf die Seele. Der Duft geht über die Nase direkt ins limbische System, welches für unsere Gefühlswelt verantwortlich ist. Und wie wir wissen sind Haut und Nervensystem in direkter Verbindung. So spielt die Psyche im Laufe des Lebens häufig eine große Rolle und sollte immer gut unterstützt werden. Ätherische Öle in der Kosmetik verbessern unsere Stimmung und unser Wohlbefinden. Das kann eine konventionelle Kosmetik nicht bieten.

Beim Kauf reiner ätherischer Öle ist es wichtig, dass du immer auf eine gute Qualität achtest. Synthetische, naturnahe und naturidentische Öle haben keinen positiven Effekt auf Haut und Seele. Wie bei der naturnahen oder –identischen Kosmetik bedeuten diese Begriffe lediglich, dass die Inhaltsstoffe der Natur nachempfunden und somit synthetisch hergestellt sind.

Die Qualität reiner und natürlicher ätherischer Öle erkennst du an der Deklaration, also an dem, was auf dem Fläschchen steht. Name des ätherischen Öls, lateinischer Name der Pflanze, Zertifizierung (für die Haut möglichst Bio oder Demeter), Destillationsart und Anbaugebiet sollten mindestens angegeben sein. Bitte bei der Anwendung darauf achten, dass die ätherischen Öle schnell wieder verschlossen werden, da sie flüchtige Öle sind und durch Sauerstoff ihre Qualität verlieren.

Ich stelle in diesem Buch nur ein paar wenige, besonders wertvolle Rohstoffe für Kosmetik einzeln vor. Viele Kosmetik-hersteller nutzen die hervorragende Wirkung ätherischer Öle bereits in ihren Kosmetikprodukten.

Jasmin – Jasminum grandiflorum

Durch seine hormonmodulierende Wirkung, den erotischen Duft und den stärkenden psychischen Effekt ist es ein hervorragendes Frauenöl. Es ist angstlösend und harmonisierend und duftet intensiv sinnlich-betörend. Da es so stark duftet und zudem sehr teuer ist, wird es im Handel als 4-5-prozentige Lösung in Bio-Alkohol (Weingeist) angeboten. Das kostbare Öl wird gern in hochwertigen Cremes und Parfüms eingesetzt. Das Öl regeneriert die Haut und harmonisiert die Sinne. Hauptwirkstoffe sind aromatische Ester, die körperlich erden, ausgleichen und entspannen.

Lavendel - Lavandula angustifolia

Echter Lavendel gehört als „Notfallöl und Allrounder" in jede Handtasche. Bekannt geworden ist das wohlduftende, beruhigende Öl durch Tests nach Hautverbrennungen. Bei regelmäßiger Anwendung heilte die Haut schneller und weniger Narben bildeten sich. Es ist das Öl mit der größten Wirkungs-vielfalt in der Aromatherapie. Es wirkt entzündungshemmend, antibakteriell, hautpflegend, schmerz-, juckreiz- und blutstillend, sowie lindernd bei Nerven- und Gelenkentzündungen, um nur wenige von vielen Eigenschaften, die dieses Öl ausmachen, zu nennen. Du kannst es pur anwenden, da es sehr hautfreundlich ist. So kannst du es bei Akne und Unreinheiten punktuell auftragen. Oder du mischt pro Anwendung einen Tropfen in deine Creme oder dein Hautöl. Auch in einem Naturparfüm macht es sich gut. Seine entspannende und schlaffördernde Wirkung ist ebenfalls gut erforscht und ist bedingt durch die enthaltenen Ester und Monoterpenole.

Manuka – Leptospermum scoparium

Das schmerzstillende Öl wirkt stark antibakteriell, antimykotisch (gegen Pilzinfektionen), antiviral und ist sehr hautfreundlich. Daher kann es pur auf die Haut aufgetragen werden. Es ist wundheilend, zellerneuernd, entzündungshemmend und stark hautregenerierend. Es ist ein hervorragender Schutz für Haut und Seele, stärkt die Psyche und verbessert die Widerstandsfähigkeit der Haut. Die große Anzahl an Sesquiterpenen bringt uns wieder in die Mitte. 1:1 gemischt mit Teebaum und Lavendel ist es ein hervorragendes natürliches „Antibiotikum und Erste-Hilfe-Öl", dass äußerlich aufgetragen werden kann.

Rose – Rosa damascena

Die Rose, die „Königin der Blumen", steht für Schönheit und Liebe. Ihre Blüten sind nicht nur wunderschön, sondern das darin enthaltene ätherische Öl wirkt antibakteriell, viren- und entzündungshemmend. Es fördert die Wundheilung und ist hautregenerierend. Couperose (geweitete Äderchen) können durch das Öl verbessert werden. Es ist pflegend, zellerneuernd und lässt die Haut ebenmäßiger erscheinen. Seine lymphflussanregende Tätigkeit entschlackt zusätzlich. Die enthaltenen Monoterpenole erden dich, und wirken körperlich ausgleichend. Rosenöl ist eines der teuersten ätherischen Öle, da zur Destillation von einem Liter Rosenöl 5000-6000 kg Rosenblüten benötigt werden. Über 90% der Rosenprodukte im Handel sind daher mit synthetischem Rosenöl beduftet. Du kannst Rosenöl aber auch verdünnt in Alkohol kaufen. Der Duft ist dann noch immer sehr intensiv. Ein Tropfen Rose (in 10% Verdünnung) hinter den Ohren und auf die Handgelenke geträufelt, ergibt ein schönes Naturparfum. Du brauchst nur kleine Mengen dieses aphrodisierenden, öffnenden Dufts und am besten mischt du es in Cremes, Öle und Pflanzenwässer.

Teebaum – Melaleuca alternifolia

Teebaumöl ist bekannt als Breitbandantibiotikum. Durch seine antibakteriellen, entzündungshemmenden und hautregener- ierenden Eigenschaften ist es sehr hilfreich bei Unreinheiten, Akne und zur Wundheilung. Wegen seiner starken Wirkung und da es die Haut langfristig austrocknen kann, empfehle ich es pur nur punktuell anzuwenden. Du kannst es verdünnt in Pflanzenölen und -wässern verwenden. Es ist ratsam alle 4-6 Monate mit Teebaumöl zu pausieren. Das Öl sollte bei Anwendungen auf der Haut innerhalb von 6 Monaten nach dem Öffnen aufgebraucht werden, da es stark auf Sauerstoff reagiert (also oxidiert) und dann nicht mehr gut für die Haut ist. Bitte auch immer lichtgeschützt aufbewahren. Zwei Inhaltsstoffe sind im Teebaumöl nahezu 1:1 enthalten: Monoterpene sind ganzheitlich anregend, Mono- terpenole wirken erdend und ausgleichend.

Pflanzenwässer

Hydrolate, Blüten- und Duftwässer, aromatische Wässer entstehen bei der Destillation ätherischer Öle. Man weiß, dass sich ihre Inhaltsstoffe von den ätherischen Ölen unterscheiden, da hauptsächlich wasserlösliche Bestandteile und unter 1% ätherisches Öl darin enthalten sind. Ihr PH-Wert ist leicht sauer, meist zwischen 3 und 6. So passen sie hervorragend zu einem gesunden PH-Wert der Haut von durchschnittlich 5,5 (4,7-5,9). Für eine schöne Haut ist nach dem Reinigen ein Pflanzen- bzw. Gesichtswasser unerlässlich. Es gibt dem Hautschutzmantel die erste Feuchtigkeit, reinigt und erfrischt. Die wichtigste Funktion ist aber, den Hautschutzmantel, der negative Mikroorganismen und Umwelteinflüsse abwehrt, im Gleichgewicht zu halten. Pflanzen- wässer stärken den Hautschutzmantel (Hydro-Lipid-Mantel) und die Hautflora.

Sie werden mit Bio-Alkohol, Bakterien oder Rettichwurzel haltbar gemacht. Sonst würden sie in wenigen Tagen kippen.

Ich bin absolut beeindruckt von den schönen Ergebnissen bei einer regelmäßigen Anwendung von Pflanzenwässern. Die Wässer werden als Gesichtswasser, Spray, Umschläge und kühle Kompressen, in Deos, Masken und als Parfümgrundlage angewendet. Sie können jederzeit als Frischekick für die Haut zwischendurch aufgesprüht werden – auch über Make-up. Gute, natürliche Pflanzenwässer kosten im Durchschnitt 10-12 € für 100 ml. Leider kannst du selbst kaum erkennen, welches Wasser ein reines und welches nur gefärbtes und synthetisch beduftetes Wasser ist. Hier ist wichtig, was auf der Flasche bzw. den Informationen des Herstellers steht. Achte darauf, dass der deutsche und der botanische Name, Herkunftsland und Pflanzenmaterial vermerkt sind und kaufe am besten gleich bei Bioanbietern, um auf Nummer sicher zu gehen.

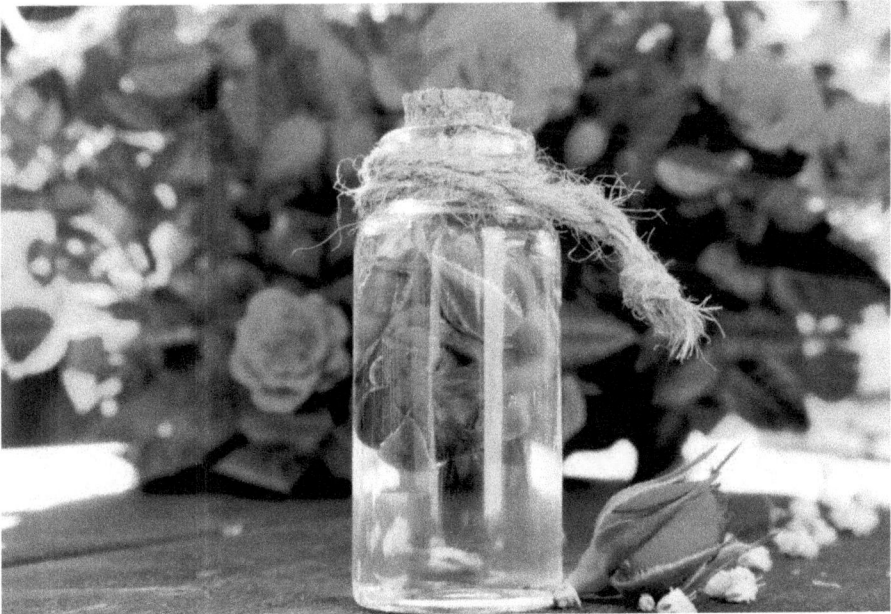

Hier kommen meine fünf Lieblinge:

Immortellenwasser – Helichrysum Italicum Flower Water
Die Immortellenpflanze wird auch „Das Gold der Sonne" oder „die Unsterbliche" genannt. Die meisten Leute kennen sie aber unter dem Namen Currykraut. Das aufbauende und gewebestraffende Pflanzenwasser löst nicht nur Blutergüsse auf und beruhigt Prellungen, sondern wirkt entzündungshemmend, wundheilend und zellerneuernd. Es regeneriert und verjüngt besonders beanspruchte Haut. Der abschwellende und lindernde Effekt ist schnell sichtbar. Hervorragende Resultate habe ich bei Couperose und Rosazea beobachten können. Es beruhigt und kühlt schmerzhafte Ekzeme und Knoten. Rötungen, Unreinheiten und Akne bilden sich zurück. Körperlich wirkt es entschlackend, da es den Lymphfluss anregt. Das tröstet schnell über den würzigen Currygeruch des Wassers hinweg. Besonders ist, dass zwar das ätherische Öl Immortelle sehr teuer, das Wasser aber einen absolut akzeptablen Preis hat und trotzdem hervorragend wirkt.

Lavendelwasser – Lavandula Angustifolia Water
beruhigt sensible und entzündete Haut, festigt und stärkt sie. Es wirkt antibakteriell, ausgleichend und reinigend. Das Wasser hat im Gegensatz zu Lavendel einen krautigen Duft. Ich setze Lavendelwasser bei Juckreiz, geröteter Haut, gegen Irritationen, Infektionen und Sonnenbrand ein. Als After-Sun Spray genutzt, kann sich deine Haut schneller vom Zuviel an Sonne erholen. Es ist eine Wohltat für reife, irritierte, strapazierte, dünne und empfindliche Haut. Darüber hinaus ist es ein beruhigendes, wohltuendes Haarwasser für Haar und Kopfhaut.

Melissenwasser - Melissa Officinalis Leaf Water
Melissenöl ist vor allem als schnelle Hilfe bei Herpes und Lippenbläschen bekannt. Das ätherische Öl ist auf Grund seiner schwierigen Gewinnung sehr wertvoll und wird oft verdünnt, aber dennoch hochwirksam verkauft. Abgemilderte, aber ähnliche Wirkkraft hat das psychisch und körperlich beruhigende und juckreizstillende Pflanzenwasser. Es wirkt entspannend und entzündungshemmend. Als frisches, zitronig-krautig duftendes Gesichts- oder Rasierwasser pflegt es empfindliche, unreine, irritierte und trockene Haut, sowie fettige Kopfhaut.

Orangenblütenwasser - Citrus Aurantium Amara Flower Water
Der fruchtig-frische und stimmungsaufhellende Duft verwöhnt als Parfümgrundlage, Deodorant, Körperspray, Gesichts- und Haarwasser. Das Pflanzenwasser stärkt die Haarwurzeln und festigt feines Haar. Es erfrischt, reinigt und pflegt normale, trockene, sensible und reife Haut, da es feuchtigkeitsspendend wirkt. Durch seine zellstärkende und porenverengende Wirkung lindert es rote Äderchen und Couperose.

Rosenwasser – Rosa damascena Flower Water
Edles Rosenwasser aus Damaszenerrosen hat einen angenehm beruhigenden, femininen Duft. Auf der Haut wirkt es entzündungshemmend, wundheilend und pflegend. Es ist antiviral und antiseptisch. Deswegen wird es bei Entzündungen, Schwellungen, Juckreiz und Problemen mit der Haut und Kopfhaut angewendet. Es stärkt den Hautschutzmantel (Hydro-Lipid-Mantel), bringt Haut und Haaren Feuchtigkeit und gibt der reifen, empfindlichen und gereizten Haut eine schöne frische Ausstrahlung. Kühlende Sprays, Parfüm und edle Cremes werden damit hergestellt. Augenkompressen mit Rosenwasser (ohne Alkohol) lindern gerötete und geschwollene Augen.

Kaltgepresste Pflanzenöle, Wachse und Aloe Vera

Pflanzenöle sind aus Ölpflanzen gewonnene Lipide (Fette und Öle). Die oberste Hautschicht wird durch den sogenannten Hydro-Lipid-Mantel geschützt. Er wird auch Hautschutzmantel und Hautschutzbarriere genannt. Dieser braucht, wie es der Name sagt, Feuchtigkeit (Hydro) und Fett (Lipid). Mit den richtigen feuchtigkeits- und lipidspendenden Rohstoffen, wird die Hautschutzbarriere gestärkt. So können weniger schädliche Keime, Bakterien und Viren eindringen und die Haut wird reiner, stärker und stabiler.

Je mehr ungesättigte Fettsäuren ein Pflanzenöl enthält, desto schneller regen diese den Stoffwechsel an. Dies gilt beim Essen wie bei der Schönheitspflege. Ein schneller Stoffwechsel bedeutet für dich, dass die Öle nicht dick machen, oder die Poren verstopfen.

Damit die wertvollen Bestandteile und Fettbegleitstoffe der Öle erhalten bleiben und sie der Haut nützen, müssen sie kaltgepresst und naturrein sein. Die folgenden Pflanzenöle kannst du einzeln oder miteinander gemischt anwenden. Durch das Mischen von ätherischen Ölen, Pflanzenölen, Kakao- und Sheabutter, kannst du tolle Gesichts- und Körperbalsame kreieren. Auf 30 ml Pflanzenöl nimmst du 6-10 Tropfen ätherisches Öl. Bitte bei der Anwendung darauf achten, dass die Öle schnell wieder verschlossen werden, damit sie nicht oxidieren und ranzig werden. Vor allem das Wildrosenöl ist sehr empfindlich.

Pflanzenwachs besteht hingegen aus ungesättigte Fettsäuren und langkettigen Alkoholen. Die Zusammensetzung ist also anders als bei Ölen. Zum Beispiel Jojobaöl (oder besser Jojobawachs) ist ein Pflanzenwachs. Es hält Hitze bis 300 Grad aus und verkeimt kaum, so dass es sehr lange haltbar ist.

Mazerate sind in Öl eingelegte Blätter und Blüten. Die Ringelblume beispielsweise kann man nicht pressen; es käme nichts von den wertvollen Inhaltsstoffen der Blüten heraus. Also legt man diese in Raps- oder Sonnenblumenöl ein, lässt sie 4-6 Wochen im Sonnenlicht stehen, schüttelt regelmäßig und siebt sie dann schließlich ab. So gelangen die heilenden, fettlöslichen Wirkstoffe in das Öl.

Aloe Vera und Pflanzenöle, bzw. –wachse und Butter werden sehr gern in Naturkosmetik verarbeitet.

Aloe Vera

stammt aus einem Liliengewächs, das einem Kaktus sehr ähnelt. Ihre Blätter enthalten viele Nährstoffe, Vitamine, Mineralien und Feuchtigkeit, die die Elastizität der Haut verbessern und Unreinheiten, aber auch gereizte Haut antibakteriell behandeln und beruhigen. Die kühlende Aloe Vera hat entschlackende, feuchtigkeitsbindende und –spendende, sowie regenerierende Wirkungen und wird als Pflanze, Saft und Gel angeboten. Ihre Inhaltsstoffe entspannen die Haut, lindern Juckreiz und hemmen Entzündungen, so dass auch sonnengeschädigte Haut beruhigt werden kann. Die Zellregeneration wird unterstützt, die Kollagenbildung angeregt und Antioxidantien schützen gegen frühzeitige Hautalterung und trockene Haut. Feuchtigkeitsdepots werden wieder aufgefüllt, die Haut wird deutlich praller und frischer. Das A und O ist hier die Konservierung. Manche Gele haben extrem viele Konservierungsstoffe und sind eingebettet in synthetischen Stoffen. Es ist also extrem nützlich den INCI lesen zu können.

Aloe Vera gibt es auch als kühlendes und feuchtigkeitsspendendes Mazerat. Es fördert den Hautstoffwechsel, da es tief in die Haut eindringt.

Arganöl – Argania Spinosa Kernel Oil

Das hochwertige Öl wird aus marokkanischen Nüssen gewonnen und ist reich an Vitamin E, welches die Haut vor freien Radikalen und somit auch vor vorzeitiger Hautalterung schützt. Arganöl regeneriert anspruchsvolle und trockene Haut, sowie Problemhaut. Neurodermitis und Schuppenflechte können durch regelmäßige Pflege mit Arganöl verbessert werden.

Bienenwachs – Cera

wird von Honigbienen hergestellt. Die gelbe Farbe entsteht durch Carotin aus dem Pollenöl. Im Handel findet man oft weiße Pellets mit dem Namen Cera Alba. Das ist raffiniertes, gereinigtes und gebleichtes Bienenwachs. Bitte wende dich an Bio-Imker, um hochwertiges Wachs zu erhalten, oder nutze die Angebote hochwertiger Bio- und Naturkosmetik. In unraffiniertem Bienenwachs sind Propolis und Pollen enthalten, die sehr pflegend für die Haut sind. Nutze Bienenwachs für geschmeidige Lippenpflegestifte und reichhaltige Schönheitscremes.

Calendulaöl – Calendula officinalis

Das Ringelblumenmazerat pflegt und schützt vor allem empfindliche und sensible, trockene und spröde Haut. Es aktiviert den Hautstoffwechsel und die Kollagenbildung. Somit ist es hervorragend für die Narben- und Wundheilung geeignet. Es wirkt antibakteriell, antiymkotisch (gegen Pilze) und entzündungshemmend. Dadurch ist es ein hervorragendes Hautpflegemazerat für Klein und Groß.

Jojobaöl – Simmondsia chinensis

Das Öl bzw. Wachs wird auch „flüssiges Gold" genannt. Es hält die Feuchtigkeit in der Haut, wirkt entzündungshemmend, erhält die Elastizität und stärkt das Bindegewebe. Durch seine reizfreie Tiefenwirkung kann es gut als nachhaltige Basis für die tägliche Pflege von Gesicht und Körper angewendet werden. Zudem ist es ein ausgezeichnetes Massageöl und über mehrere Jahre hinweg haltbar. Es stabilisiert in Mischungen andere Öle und hat einen Lichtschutzfaktor von 3- 4. Da es wenig Eigengeruch hat, kannst du es gut als zusätzliche Pflege in deine Lieblingscreme träufeln. Es ist für jeden Hautzustand geeignet, auch für fettige, unreine Haut. Da es bindegewebsstärkend wirkt, ist es bei Diäten und Schwangerschaften in der Körperpflege gegen Dehnungsstreifen nützlich. Deine Haare kannst du ebenfalls damit pflegen. Mein Tipp: Nutze Jojobaöl zum Abschminken von Augen Make-up.

Kakaobutter – Theobroma cacao

Die feste Konsistenz der Kakaobutter kann durch Wärme verflüssigt werden. Der herrliche Schokoladenduft umschmeichelt die Nase und macht gute Laune. Die rückfettende und schützende Kakaobutter verbessert gereizte, trockene, empfindliche, reife, anspruchsvolle und spröde Haut. Sie wirkt antibakteriell und wundheilend bis in die Tiefe. Wertvolle Fettbegleitstoffe stärken die Hautschutzbarriere und „reparieren" Hautschäden. Sie verbessert das Feuchtigkeitshaltevermögen der Haut und verzögert dadurch die Faltenbildung.

Kokosfett – Cocos nucifera

Kokosfett schmilzt bei ca. 24 Grad und kann für die Hautpflege und die Küche genutzt werden. Je kühler es gelagert wird, desto härter wird es. Es kühlt und beruhigt die Haut, lässt sich wunderbar einmassieren und verwöhnt Haut und Sinne. Es enthält viele gesättigte Fettsäuren und Eiweiße, die antiallergisch wirken. Zudem verträgt es große Hitze und ist lange haltbar. Dennoch solltest du darauf achten, dass du kein raffiniertes Öl kaufst, so dass im Fett noch alle Fettsäuren erhalten bleiben. Kokosfett regt den Stoffwechsel an und penetriert tief in die Hornschicht. Es pflegt und entschlackt Haut, Kopfhaut und Haare und wirkt beruhigend bei Neurodermitis.

Mandelöl – Prunus dulcis var. Dulcis

Das aus Süßmandeln gewonnene Öl ist der Klassiker unter den Ölen. Das wärmende Massage- und Hautpflegeöl ist zur Babypflege, aber auch für die empfindliche, trockene und reife Haut geeignet. Durch den hohen Vitamin E Gehalt wirkt es besonders schützend und feuchtigkeitsspendend. Spröde, empfindliche und schuppige Haut wird beruhigt und Juckreiz gelindert. Mandelöl macht die Haut weich und geschmeidig. Das Öl ist besonders gut verträglich und tiefenwirksam, da die enthaltenen Fettsäuren, denen der Haut sehr ähnlich sind. Palmitinsäure und Linolsäure stärken den Hautschutzmantel, Vitamin E wirkt zellregenerierend, Vitamin B bringt die Haut ins Gleichgewicht und Mineralien verbessern den Hautstoffwechsel. Mandelöl kann also für die ganze Familie genutzt werden. Für Babies braucht man nichts anderes: Kosmetiktücher befeuchten, etwas Mandelöl drauf und den kleinen Popo säubern. Rückfettendes Mandelöl ins Badewasser für feine Babyhaut oder die Füßchen damit massieren.

Nachtkerzenöl – Oenothera Biennis Oil

Die Nachtkerze ist eine schöne hohe Pflanze mit gelben Blüten, die sich in der Dämmerung öffnen. Auf dem Land kann man sie noch oft an Straßenrändern sehen. Aus ihren Samen wird das beruhigende, entzündungshemmende und feuchtigkeits-spendende Pflanzenöl gewonnen. Stoffwechsel und Talg-drüsenproduktion werden reguliert, so dass die Haut wieder in ihre Balance findet. Die Lipidstruktur wird verbessert, die Hautelastizität gestärkt und Unreinheiten und Akne bereinigt. Das seltene Gamma-Linolen und die Linolsäure beruhigen wiederrum schuppige, trockene, gestresste und juckende Haut. Nacht-kerzenöl ist ein hervorragender Schutz für kalte Wintertage. Leider wird das Öl sehr schnell ranzig. Bitte brauche Produkte mit Nachtkerzenöl innerhalb von 6-9 Monaten auf.

Sheabutter (Karitébutter) - Butyrospermum Parkii
Durch ihre kostbaren Fettbegleitstoffe ist Sheabutter eine wertvolle Hautpflegerin. Die Begleitstoffe binden die Feuchtigkeit in der Haut und sie wird fein, zart und weich. Die Sheabutter ist als Anti-Aging Mittel bekannt und beliebt und daher auch in vielen reichhaltigen Cremes, Salben und Lippenbalsamen enthalten. Besonders vorteilhaft für reife, strapazierte Haut ist ihre Fähigkeit Verhornungen zu regulieren. Das bedeutet, dass übermäßige punktuelle oder großflächige Verhornung (Hyperkeratose) durch regelmäßige Anwendung von Sheabutter verbessert werden kann. Eine normale Verhornung der oberen Hautschicht lässt diese gut atmen, zart und geschmeidig werden sowie wertvolle Wirkstoffe aufnehmen. Sheabutter wirkt beruhigend, rückfettend, bindet Feuchtigkeit in der Haut und steigert ihre Elastizität.

Wildrosenöl (Hagebuttensamenöl) - Rosa Moschata Seed Oil
Das hautregenerierende Öl wird nicht aus den Blütenblättern der Wildrose gewonnen, wie der Name vermuten lässt, sondern stammt aus Hagebutten bzw. deren Kernen, die der Wildrosen-strauch nach der Blüte entwickelt. Daher hat das Öl auch keinen blumigen, rosigen Duft.
Gewebestraffend, entzündungshemmend und zellaktivierend beugt es der Hautalterung, Couperose, Hautschäden, Falten und rissiger Haut vor. Durch seine wundheilende Wirkung verbessert es alte und frische Narben, verfeinert die Hautstruktur und kann daher bei Akne die Haut deutlich verbessern. Vitamin A regt die Kollagenproduktion der Haut an und erhält ihre Elastizität. Das Öl lindert Couperose und Pigmentflecken. Es ist ein hervorragendes glättendes Anti-Aging-Öl. Zudem sollte es in keiner Mischung gegen Dehnungsstreifen fehlen.

Durch viele ungesättigte Fettsäuren ist das Hagebuttensamenöl nicht lange haltbar und sollte schnell aufgebraucht werden. Mein Tipp: verfeinere mit reinem Wildrosenöl Masken, Gesichts- und Körpercremes.

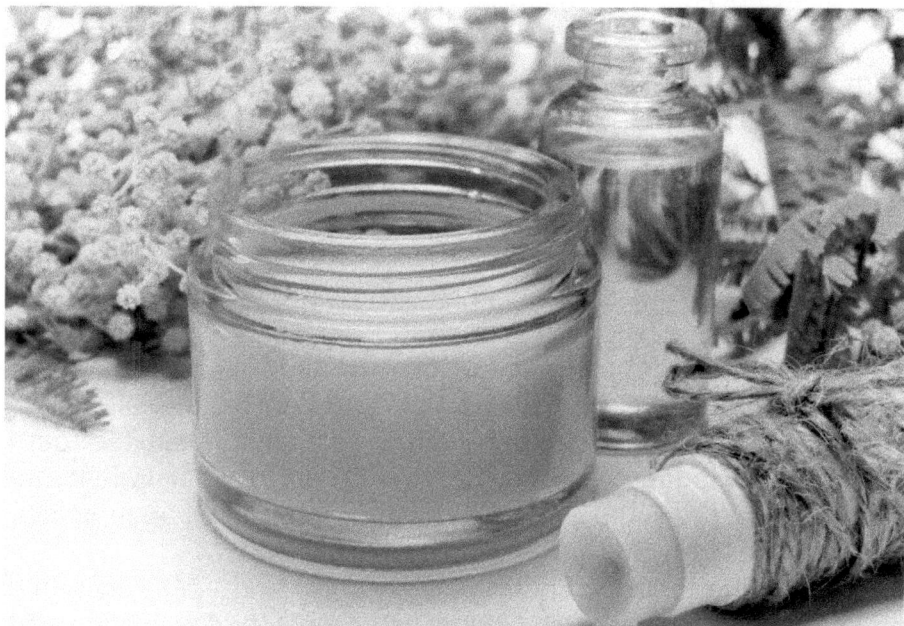

Pflege mit Pflanzenölen

Ich stelle immer wieder fest, dass neue Kunden die zu mir kommen, über eine fettig glänzende Haut klagen. Meist haben sie jahrelang konventionelle Kosmetik benutzt. Durch Mineralöle wurde die Haut isoliert und nicht gepflegt.

Nach der Umstellung auf zertifizierte Naturkosmetik sieht man oft schon nach einigen Wochen, wie sich das Hautbild verbessert. Der Fettglanz lässt nach, und die Haut wird besser versorgt. Diese Erkenntnis ist eigentlich so einfach, und macht Kunden glücklich.

Durch derlei Erfahrungen spürt der Kunde sehr schnell, wie gut sich gepflegte Haut mit Naturkosmetik anfühlt.

Häufig kommt es auch vor, dass Kunden eine Abneigung gegen Hautpflege mit Ölen haben. Wenn sie dann mal gespürt haben wie schön man die Haut mit pflanzlichen Ölen pflegen kann, sind sie begeistert.

Sybille Neininger, Kosmetik Sybille Neininger, Landshut

Zertifizierte Naturkosmetikfirmen

Lange habe ich überlegt, ob ich in diesem Buch Firmen mit hochwertiger Naturkosmetik nennen soll, denn die Kosmetik-Welt ist sehr schnelllebig, so dass ich keine langfristige Aussage treffen kann. Um dir die Suche nach guten Produkten in unterschiedlichen Preissegmenten zu erleichtern, habe ich 12 Firmen ausgewählt, die im Augenblick kostbare Inhaltsstoffe zu tollen Kosmetikprodukten verarbeiten. Bezüglich interner Strukturen, Kundenservice, Wohlbefinden und Behandlung der Mitarbeiter, sowie der Nutzung raffinierter Öle, kann ich keine Angaben machen. Manche dieser Firmen haben eigene Anbaupartner und legen großen Wert auf fairen Handel. Sie sind alle durch BDIH oder Natrue zertifiziert und engagieren sich im Umweltschutz. Die qualitativen Unterschiede erkennt man am einfachsten am Preis.

Naturkosmetikfirmen (alphabetisch geordnet)

1. Dr. Hauschka
2. Farfalla
3. Heliotrop
4. Lavera
5. Logona
6. Luvos
7. Martina Gebhardt
8. Oceanwell
9. Pharmos
10. Primavera
11. Santé
12. Weleda

Wo finde ich verständliche Informationen über Inhaltsstoffe?

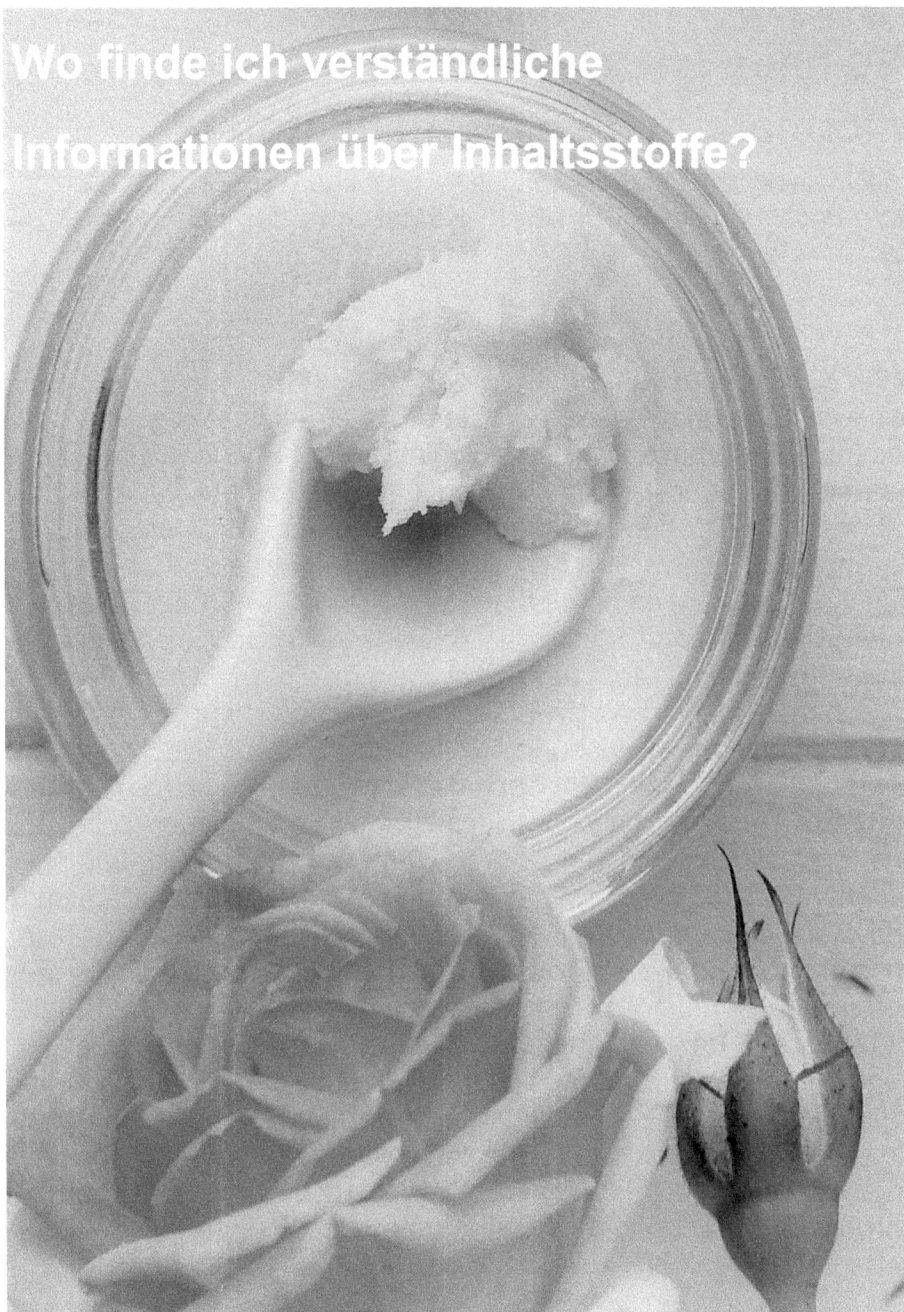

Wo finde ich verständliche Informationen über Inhaltsstoffe?

Täglich sind wir unzähligen Düften und chemischen Substanzen ausgesetzt. Allein auf unserem Körper sind das schon erschreckend viele.

„Wer schön sein will, muss leiden"
Wir waschen die Haare und damit sie geschmeidig und gut kämmbar sind, nutzen wir eine Spülung. Zum Stylen kommt dann Haarschaum oder –gel auf den Kopf. Wenn wir nicht achtsam sind, haben wir jetzt schon einen ganzen Giftcocktail mit PEG's, Parabenen, Tensiden und Silikonen aufgetragen. Unter der Dusche greifen Tenside Haut und Umwelt an, beim Peeling gelangt jede Menge Plastik ins Abwasser. Wir trocknen uns mit einem Handtuch ab, dass zuvor mit einem synthetischen Waschmittel und Weichspüler gewaschen wurde. Wieder gelangen allergieauslösende Stoffe an die Haut. Noch schnell Zähne putzen; leider gerät auch dabei Mikroplastik ins Abwasser und PEG's in die Schleimhaut. Dann tragen wir tierisches Collagen und Hyaluron in Form von einem Serum auf und cremen uns ein. Dumm nur, dass wir dabei die Poren mit Mineralöl verstopfen und den Hautschutzmantel mit Konservierungsstoffen belasten. Nun noch ein hormonell wirkendes Parfüm, um gut zu duften. Dann die Schminke, Paraffinöl und Läusefarbe auf die Lippen, Schwermetalle und umweltbelastende wasserfeste Mascara auf die Augen… Teilweise müssen bereits Grenzwerte von den Herstellern dekorativer Kosmetik eingehalten werden; aber eben vom einzelnen Produkt. Kumuliert durch die Vielzahl der von dir angewendeten Produkte, steigt der Wert rasant. Da bekommt der Spruch „Wer schön sein will muss leiden" eine ganz neue Bedeutung.

Und unter Pflege hast du dir bestimmt auch etwas anderes vorgestellt? Wen wundert es da noch, dass unsere Haut immer empfindlicher wird und unser Organismus gereizt reagiert?

Pflegerituale sollten eindeutig anders aussehen, findest du nicht auch? Angstmacherei bringt jedoch auch nur Verunsicherung. Daher habe ich hier konkrete Informationen für dich, wo du dich beraten lassen kannst und Hinweise bekommst, was deiner Haut gut tut.

Bei meinen Recherchen zum Buch habe ich festgestellt, dass es ohne Vorwissen extrem schwierig ist, gute von schlechten Informationsseiten zu unterscheiden. So gibt es eine Seite, die u.a. von Beiersdorf, L'Oréal und Schwarzkopf & Henkel betrieben wird. Diese Information findet man bei genauer Suche unter der Rubrik „über uns". Sie werben für transparente und marketing-neutrale Informationen. So findet man unter dem Punkt Paraffine, Aussagen wie „macht die Haut geschmeidig und glättet sie" und PEG's „pflegen die Haut" etc. Das Erstaunliche finde ich, dass keine dieser Firmen auf ihren Produkten mit diesen Inhaltsstoffen wirbt. Wieso nicht, wenn sie doch so gut sind? Auf dieser Seite steht unter anderem auch, dass Mineralöle gut verträglich sind und weniger Allergien auslösen als Pflanzenöle. Ja, das stimmt, denn es ist ja tote Materie, da kann nicht viel an Befindlichkeiten passieren. Dass Wirkstoffe aus hochwertigen kaltgepressten Ölen eventuell negative Reaktionen bewirken, ist für den Massenmarkt ja auch nicht gewünscht. Wenn du aber von dem Mineralölprodukt Pickel und Unreinheiten bekommst, weil es deine Poren verstopft, dann ist das ja prima. Somit ist der Ertrag für die Hersteller gesichert, weil du sicherlich noch mehr Produkte kaufen wirst, um diese wieder loszuwerden.
Umso verwunderlicher, dass ausgerechnet die „gefährlichen" ätherischen Öle, Pflanzenöle und -extrakte zu Werbezwecken herangenommen werden. Widersprüchlich, oder nicht?

In meiner Zeit als konventionelle Kosmetikerin habe ich wesentlich mehr Allergien und Hautprobleme kennengelernt, als in der Zeit mit Naturkosmetik. Könnte das vielleicht an den synthetischen Duftstoffen, den aggressiven Tensiden oder den vielen Konservierungsstoffen liegen? Ich beantworte das mit einem klaren JA.

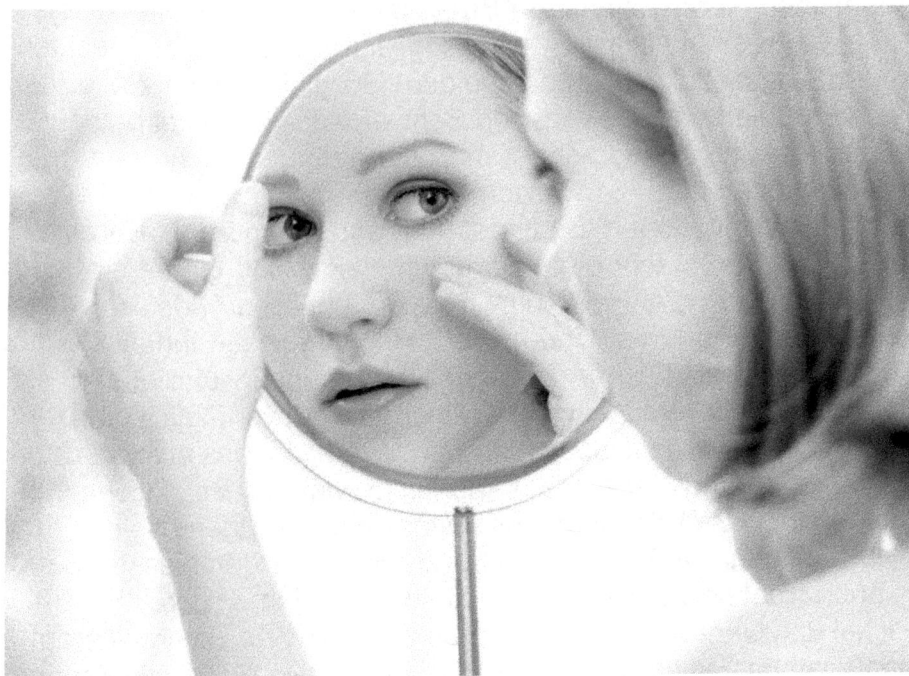

Bei den folgenden Adressen kannst du dich ausführlich über Schadstoffe in Kosmetik informieren. Das Thema ist hochspannend.

Codecheck

Die App „Codecheck" ist von unabhängigen Gründern aufgebaut worden und ist bis heute nicht von den Kosmetik- oder Lebensmittelfirmen abhängig. Ziel ist es, die Konsumenten aufzuklären, damit diese nachhaltigere und gesündere Käufe tätigen können.

Du kannst durch den sogenannten Bewertungskreis sehr schnell erkennen, ob kritische Inhaltsstoffe im Produkt vorhanden sind. Diese Stoffe werden dann einzeln aufgelistet und erklärt. Dadurch kannst du sehr viel über Inhaltsstoffe lernen und selbst beurteilen, ob du das Produkt kaufen möchtest. Du öffnest die App auf deinem Smartphone, hältst sie vor den Strichcode und bekommst die gewünschte Information. Einfach, effektiv, sinnvoll und schnell. **www.codecheck.info**

Greenpeace

Die internationale Umweltorganisation engagiert sich für natürliche Lebensgrundlagen und schützt Menschen, Tiere und Natur durch ihre vielseitigen Aktivitäten.

Greenpeace bietet Ratgeber über Mikroplastik, Kosmetik ohne Plastik, Palmöl, Nivea in Erklärungsnot, Ungeschminkt, Firmenranking zu Mikroplastik in der Kosmetik uvm. gegen eine Spende an. Du kannst Broschüren anfordern, oder PDF's herunterladen. **www.greenpeace.de**

Kosmetikhersteller und –verkäufer

Auf seriösen Homepages von Online-Shops, Kosmetikherstellern und -verkäufern ist auch immer der INCI aller Produkte aufgelistet. Ich finde, das ist ein MUSS, denn die Inhaltsstoffe sollten eines der wichtigsten Einkaufskriterien für dich sein.

Naturkosmetikerinnen

Die speziell ausgebildeten Kosmetikerinnen und Kosmetiker gibt es in vielen Städten. Bitte informiere dich im Vorfeld, welche zertifizierte Kosmetik sie anbieten und welche Ausbildung sie im Bereich Naturkosmetik genossen haben. Lass die Finger von Direktvertrieb, Network Marketing und nicht zertifizierter Kosmetik. Beides hat in der Regel wenig mit Natur zu tun. Gehe auch nicht zu Kosmetikerinnen die sich nicht klar für Naturkosmetik entschieden haben. Es ergibt keinen ebenmäßigen, gesunden Teint, wenn beispielsweise pflegende Naturkosmetik und konventionelle Schminke verwendet werden. Angebote apparativer Kosmetik (Behandlungen mit diversen Geräten) sind genauso unnötig.

Die „echte" Naturkosmetikerin macht eine genaue Hautanalyse mit dir und berät dich eingehend. Sie kennt sich mit den Rohstoffen in ihren Cremes bestens aus und arbeitet mit Firmen, die auch für den Endverbraucher transparent sind. So findest du die ideale Behandlung und die geeigneten Produkte für deine Hautprobleme, die mit etwas Geduld langfristig behoben werden können.

Kundenimpression

Im Urlaub erzählte mir die Mitreisende Angelika aus Bremen, dass ihre Kosmetikerin alle zwei Jahre die Kosmetikfirma wechselt und ihr dann jedes Mal die Vorzüge schmackhaft machen möchte. Angelika hat langsam keine Lust mehr auf diese Veränderungen, zumal sich die konventionellen Produkte kaum voneinander unterscheiden und nur der Preis immer höher wird.

Ich betreue seit Jahren tausende Kosmetikerinnen und kenne dieses Phänomen „erfolgloser Kosmetikerinnen". Die Resultate ihrer Behandlungen sind ganz okay, aber nicht herausragend. Das Produktwissen ist nicht ausgeprägt und statt ihre Kunden kompetent zu beraten, haben sie Angst, diesen etwas „aufzuquatschen". So ist der Umsatz nicht prickelnd und der Gewinn eigentlich nicht vorhanden.

Dann kommt ein schicker Kosmetik-Außendienstler daher und erzählt ihnen, wie allein ein Markenwechsel den erwünschten Erfolg bringt. Sie sind verzweifelt, versuchen ihr Geschäft zu retten und glauben deswegen gern den Versprechungen diverser Firmen. Bis die nächste kommt. Ihr Fokus liegt nicht auf der Verbesserung der Haut und dem Nutzen ihrer Kunden, sondern auf ihren Geld- und Existenzsorgen. Irgendwann sind es die Kunden leid und wechseln ebenfalls (zu einer anderen Kosmetikerin).

Marianne Nick, MN-Naturkosmetik & Aromatherapie, Kronburg

Prüfsiegel

Darüber habe ich schon eingehend berichtet. Statt irgend-welchen Beteuerungen zu glauben, greife lieber zu zertifizierter Naturkosmetik von BDIH oder Natrue. So sind Mindeststandards gewährleistet. Der Handel, Kosmetikerinnen und Naturhotels bieten bereits eine große Palette davon an.

www.bdih.de

www.kontrollierte-naturkosmetik.de/bdih.htm

www.natrue.org

www.cosmos-standard.org

www.ecocert.com

Ökotest

Die Öko-Test Holding wird mehrheitlich von der GLG Green Lifestyle GmbH gehalten. Weitere 800 Aktionäre sind daran beteiligt. Hier kannst du günstig Jahrbücher, Magazine, Videos und Ratgeber über bestimmte Themen kaufen. Regelmäßig werden Produkte getestet und bewertet, sowie Rohstoffe kritisch unter die Lupe genommen. Die Testverfahren über Inhaltsstoffe und Wirkversprechen werden dabei genau erklärt.

www.oekotest.de

Sicherheitszertifikate

Vertrauensvolle Kosmetikhersteller haben für ihre Produkte und Rohstoffe sogenannte Sicherheitszertifikate. Diese kann man als Händler anfordern. Frage einfach danach, dann kann dir dein Verkäufer dies sicherlich bestätigen.

Der Bund - ToxFox-App

Die kostenlose APP des deutschen BUND gibt Auskunft über Schadstoffe in Alltagsprodukten und Kosmetik. Der Bund „Friends of the earth Germany" ist ein Verein, der von Mitgliedschaften finanziert wird. Die Organisation verpflichtet sich mit den Geldern transparent zu wirtschaften.

Mithilfe der ToxFox-App können Verbraucher leicht erkennen, ob ein Kosmetikprodukt hormonell wirksame Chemikalien oder andere Schadstoffe enthält. Des Weiteren findest du auf der Homepage viele tolle Ökotipps.

www.bund.net/mikroplastik

www.bund.net/kosmetik

Pflegefehler und bestmögliche Hautpflege

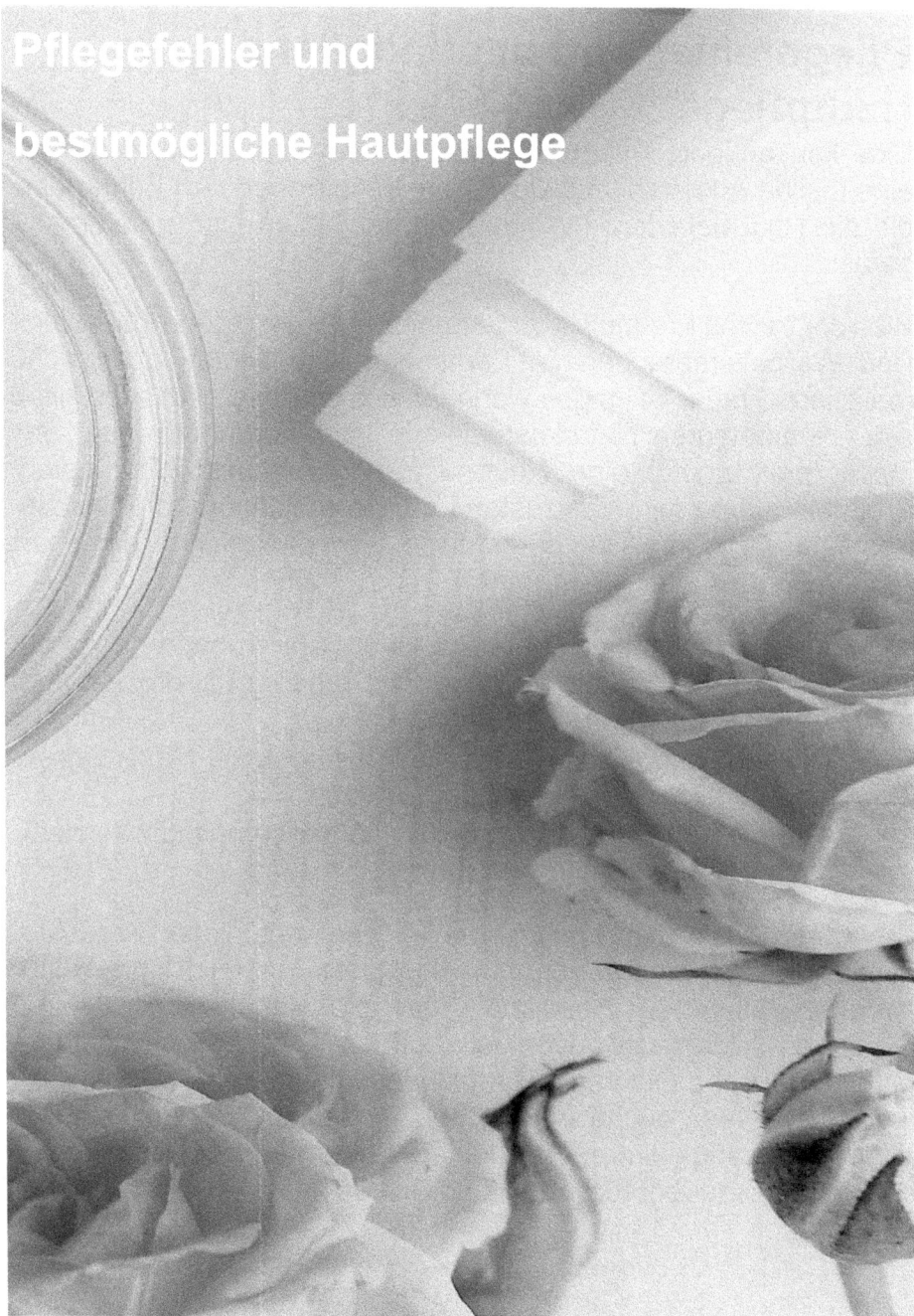

Pflegefehler und bestmögliche Hautpflege

Eine konsequente Pflege ist entscheidend für schöne Haut und eine frische Ausstrahlung. Doch gerne schleichen sich Fehler ein, die die Haut belasten. Ich habe die häufigsten hier zusammengefasst.

Was der besten Freundin nutzt, kann fatal für die eigene Haut sein. Und Werbeversprechen im Fernsehen sind schön, aber nicht realistisch. Daher ist es gut, wenn du dich informierst und die Hilfe einer kompetenten Naturkosmetikerin in Anspruch nimmst. Sie macht erst einmal eine Hautanalyse und stimmt die besten Produkte auf deinen Hautzustand ab. So meidest du die falsche Kosmetik für deine Hautbedürfnisse. Hier schon mal ein paar Anhaltspunkte:

- Gel-Texturen sind für fettige Haut hervorragend geeignet, können bei trockenerer Haut noch mehr austrocknen und zu Ekzemen führen.
- Reichhaltige Cremes sind ideal für trockene Haut, führen zu Pickeln und Akne bei fettiger Haut.
- Produkte mit vielen Wirkstoffen können empfindliche Haut irritieren und zu Allergien führen.

Oft höre ich, dass konventionelle und natürliche Produkte gemischt werden. Das ergibt kein gutes Hautbild und keine zufriedenstellenden Resultate, da die Inhaltsstoffe keine Synergien bilden und eventuell können kritische Inhaltsstoffe durch ätherische Öle in die Haut eingeschleust werden. In deiner täglichen Pflegeroutine solltest du unbedingt darauf achten, aufeinander abgestimmte Produkte zu nehmen. Entscheide dich klar und konsequent für Natur- und Biokosmetik.

Eine unregelmäßige Pflege sieht man deiner Haut auf Dauer an. Denn tägliche Reinigung und Gesichtswasser morgens und abends sind das A und O einer reinen, zarten Haut. Anschließend werden je nach Hautzustand und Alter ein Serum, Ölkapseln, Fluid, Creme oder Öl benötigt. Aber Vorsicht vor aggressiven Tensiden; sie dienen als Reinigung, Lösungsmittel und Emulgatoren und sind daher in fast allen Produkten enthalten. Meide unbedingt Sodium laureth sulfat, Sodium lauryl Sulfat, Mipa-Lareth Sulfate und Laureth-4. Sie schwächen deine Hautschutzbarriere, sind hautreizend, potentiell krebserregend und umweltbelastend. Je mehr ein Produkt schäumt, desto aggressiver die Tenside. Alternativen sind milde Zucker- und Kokostenside (Coco Glucoside), sowie Heil- und Tonerden, die in zertifizierter Naturkosmetik enthalten sind.

Bitte nutze nicht nur ausschließlich Wasser zum Reinigen deiner Haut zu nehmen. Wasser enthält Rückstände wie Arzneimittel, Hormone, Antibiotika, Kalk, Nitrat (durch Gülle), Antibiotika resistente Bakterien etc. Zudem können fettlösliche Stoffe auf der Haut nicht durch Wasser abgewaschen werden. Dies bewirkt, dass die Poren verstopfen, die Haut nicht mehr atmen oder ausscheiden kann, Wirkstoffe deiner Creme auf der Haut-oberfläche bleiben und dein Hautbild ungleichmäßig und grob erscheint.

Was manch einer zu wenig macht, machen andere zu viel. Tägliches, zu grobes oder Bürsten-Peeling trocknet die Haut aus, reizt und rötet sie. Mikroplastik verletzt die Haut und schadet der Umwelt. Daher gilt: Weniger ist mehr! Ein wöchentliches, sanftes Peeling reicht vollkommen aus.

Viele Kosmetikerinnen bieten apparative Kosmetik an. Besonders IN sind gerade

- Mikrodermabrasion

- Needling

- Fruchtsäurebehandlungen

- Bürstengeräte

- Mesotherapie

Sie greifen alle die obere Hautschicht an. Ziel ist es, die Haut in „Alarmbereitschaft" zu versetzen, so dass die angegriffenen Hautzellen sich schneller wieder regenerieren. Wissenschaftler befürchten, dass sich dieser Hautprozess nicht beliebig fortsetzen lässt, sondern begrenzt ist. Wenn sich diese Vermutungen bewahrheiten, wäre das langfristige Ergebnis dieser Methoden eine frühzeitige Hautalterung. Als Alternative stehen dir Produkte und –behandlungen, die die Haut sanft anregen, zur Verfügung. Dazu werden keine Geräte benötigt. Durch die erfahrenen Hände der Kosmetikerin und die Massage mit warmen Pflanzenölen, können hervorragende Resultate erzielt werden.

Einfluss auf die Haut haben zudem deine Essgewohnheiten. Fast Food, Fertiggerichte, zu viel oder zu wenig Essen, zu wenig Wasser und zu viel alkoholische Getränke sind schädlich für deine Haut. Selbst Kochen mit Bio-Lebensmitteln, weckt ganz neue Geschmackserlebnisse und tut Haut und Körper gut.

Pflegefehler

Ich habe immer wieder Kundinnen, meist so Anfang 20/25, die zu mir kommen und mir in der Anamnese erzählen, dass sie eine sehr sensible Haut, gerötet, schuppig etc. haben, diverse Inhaltstoffe nicht vertragen und allergisch reagieren. Oft hat sich herausgestellt, dass die Kundinnen gar keine hypersensible Haut haben und auch gar nicht auf so vieles negativ reagieren. Der Hautzustand mit dem sie sich bei mir vorstellen ist "einfach" eine Überreaktion auf viel zu viele verschiedene Produkte (Cremes, Masken, Seren) die sie die letzten Wochen oder Monate, manchmal Jahre ausprobiert haben.

Da werden immer die neuesten Cremes aus der Werbung gekauft, wild untereinander gemischt, gepeelt, was das Zeug hält und dann im Zweifel auf die schon geschädigte Haut auch noch die Tipps angewandt bzw. Pröbchen der Freundin aufgetragen. Die Haut kollabiert dann unter dem Inhaltsstoffmix und reagiert mit den beschriebenen Rötungen und Irritationen.

Es bedarf dann umfänglicher Aufklärung und Erklärung wie es zu dieser Überreaktion der Haut kommt. Als erste Hilfe empfehle ich also erst einmal, dass die Pflegeprodukte auf ein Minimum reduziert werden, um dann anschließend die Haut langsam wieder aufzubauen.
Diesmal mit Produkten ohne die ganzen zweifelhaften Inhaltstoffe, um dann einen ausgeglichenen Hautzustand wieder zu erreichen und aus dieser Spirale der Überpflege bzw. der falschen Pflege auszubrechen.

Sandra Lindemann, Skin Care Kosmetik & Hautpflege Studio, Hamm

Hautpflege für strahlendes Aussehen

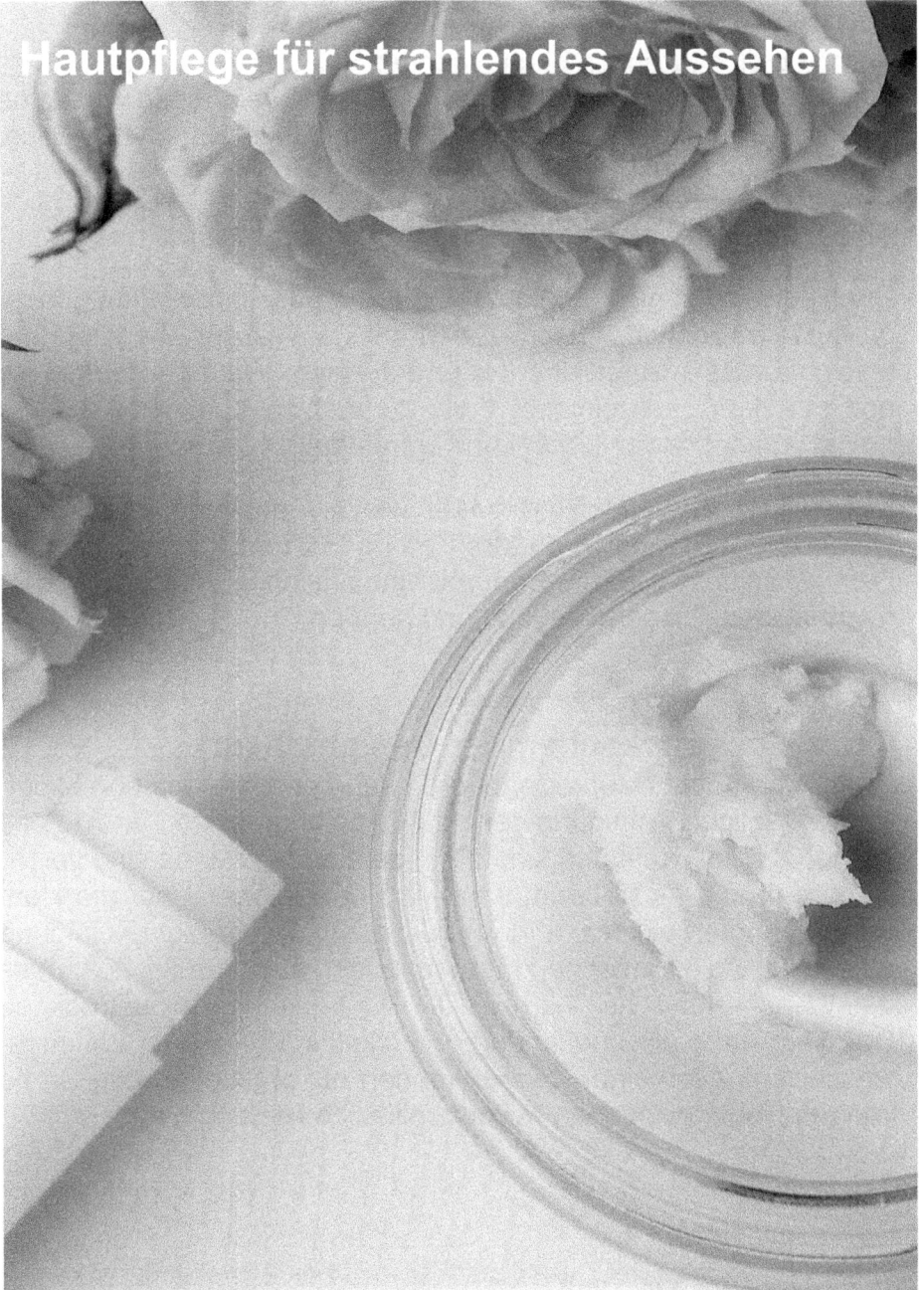

Tägliche Pflege

Wenn du dich täglich in nachfolgender Reihenfolge pflegst wird es deiner Haut gut gehen. Du beugst dadurch Unreinheiten vor, deine Haut wird genährt und geschützt, geschädigte Haut erholt sich. Das Resultat ist eine geschmeidige, zarte Haut.

Ablauf und Reihenfolge des Pflegeplans morgens und abends:

Die Haut wird sanft 1-3 Minuten mit dem passenden Reinigungsprodukt gewaschen. Anschließend mit viel Wasser abspülen und Gesichtswasser aufsprühen oder auf einem Wattepad auftragen und die Haut nachreinigen. Falls du zu Unreinheiten und Akne neigst, kannst du nun Pickel und Unreinheiten behandeln.

Nun folgen die Spezialprodukte, wie Augenpflege, straffende, klärende Seren oder eine extra Portion Lipide durch Pflanzenöle. Zum Abschluss wird die Haut mit einem leichten Fluid oder einer reichhaltigen Pflege geschützt und genährt.

Gründliches Waschen der Gesichtshaut

Damit sich deine Haut regenerieren kann und lange schön bleibt, ist eine tägliche Reinigung der Haut ohne aggressive Tenside das A und O. Milde Reinigungsmilch, -gele und –cremes sind vorzuziehen, da sie rückfettend, sanft und ausgleichend auf die Haut wirken. Immer wieder hört man, dass Wasser zur Reinigung ausreicht. Viele Menschen merken jedoch nach kurzer Zeit, dass das Waschen mit „nur Wasser" die Haut zusehends austrocknet. Das liegt am Kalk und anderen Rückständen, die im Leitungswasser enthalten sind. Zudem können nur wasserlösliche Stoffe von der Haut gewaschen werden, öllösliche jedoch nicht.

Du stimmst das Reinigungsprodukt auf das Bedürfnis deiner Haut ab und wäschst morgens und abends gründlich Gesicht, Hals und Dekolleté. Morgens, um tote Hautschüppchen, Talg und ausgeschiedene Fette von der Haut zu entfernen. So kann die Haut gut atmen und ist aufnahmefähig für wertvolle Pflegestoffe. Abends werden Make-up und Schminke entfernt und die Haut von Umweltbelastungen wie Abgasen und Smog befreit. Gepflegte Haut kann in der Nacht gut regenerieren. Auf aggressive waschaktive Substanzen, wie beispielsweise Sodium laureth sulfat solltest du verzichten. Aggressive Tenside erkennst du an der Schaumbildung bzw. steht es auf dem INCI. Je mehr ein Produkt schäumt, desto aggressiver wirken die Tenside auf die Haut und schädigen den Hautschutzmantel. In fertigen zertifizierten Naturkosmetikprodukten aus dem Handel ist meist Zuckertensid verarbeitet. Dieses reinigt die Haut schonend und ist biologisch abbaubar. Mit reinem Bio Jojobaöl bekommst du sogar wasserfeste Mascara ab, reinigst und pflegst sogleich deine Augenpartie.

TIPP

Make-up Entferner (für Augen und Gesicht)

Du befeuchtest zwei Wattepads mit Wasser und träufelst drei bis fünf Tropfen Bio-Jojobaöl auf jeden Pad. Damit entfernst du dein Augenmake-up mit streichenden, sanften Bewegungen von oben nach unten über die geschlossenen Augen und von außen nach innen über die Lider.

Sanftes Gesichtswasser (Tonic und Pflanzenwässer)

Immer, wenn du Wasser oder ein Reinigungsprodukt anwendest, solltest du danach die Haut mit einem natürlichen Pflanzen- oder Gesichtswasser von Rückständen aus dem Wasser befreien und die Haut tonisieren. Du kannst den Tonic aufsprühen oder mit den Händen auf die Gesichtshaut aufdrücken. Bei unreiner und fettiger Haut empfiehlt sich eine gründliche Nachreinigung mit reichlich Gesichtswasser auf zwei Wattepads. Tonic gibt der Haut erste Feuchtigkeit, hat einen leichten Reinigungseffekt und neutralisiert vor allem den PH-Wert der Haut. Denn, egal wie sanft ein Reinigungsprodukt ist, es verändert ihren PH-Wert. Dieser kann dann bis zu 9 steigen, d.h. das Gleichgewicht der Haut ist aus dem Lot. Da sich die Haut in einem leicht sauren Milieu besonders wohl fühlt, sollte dieses schnell wiederhergestellt werden.

Ist die Hautschutzbarriere intakt, schützt sie die Haut vor dem Austrocknen, gegen Reizungen, Allergien und Infektionen. Die Haut bleibt gesund und rein. Achte darauf, dass deine Produkte keinen vergällten Alkohol beinhalten, der die Haut austrocknet. Er ist meist an der Bezeichnung Alkohol denat. (denaturiert) zu erkennen. Du findest feuchtigkeitsspendende, milde Gesichtswässer und 100 % naturreine Pflanzenwässer im Handel. Tolle Hauteffekte erzielen Gesichtswässer mit porenverfeinerndem Hamameliswasser, regenerierendem Immortellenwasser und beruhigendem, feuchtigkeitsspendendem Orangenblütenwasser.

Spezialpflege gegen Unreinheiten und Akne

Leidest du unter gelegentlichen Pickelchen oder Akne trägst du anschließend spezielle Pickelstifte punktuell auf die betroffenen Hautpartien auf. Am wirksamsten sind Produkte ohne hormonverändernde Parabene, denaturiertem Alkohol oder porenverstopfenden PEG's aus Erd- oder Palmöl. Unreinheiten bekommst du mit talgregulierenden ätherischen Ölen wie Salbei, Teebaum und Lavendel schnell in den Griff. Porenverengende Pflanzenöle, beispielsweise Inka Nuss Öl und Traubenkernöl, verfeinern das Hautbild. Natürliche Tinkturen und Wässer wie Hamamelis-, Lavendel- und Teebaumwasser sind hierzu hervorragend zur Verbesserung der Haut geeignet.

Spezialpflege für die Augen

Die ersten Fältchen erscheinen oft um die Augen herum. Denkerfalte, Augenringe und Sonnenstrahlen an den Schläfen können sich schon früh ausprägen. Um diese zu reduzieren, nutze am besten eine spezielle Augenpflege, die keine „fließenden" Öle, wie Kokos- oder Palmöl enthalten (Das sind Öle, die durch ihre Fließfähigkeit schnell in die Augen gelangen können.) Nimm eine kleine Menge Pflegeprodukt mit Sheabutter oder Avocadoöl, streiche mit sanftem Druck mehrfach von innen nach außen über Ober- und Unterlid, von unten nach oben über die Denkerfalte zwischen den Brauen. Und seitlich der Augen streichst du über die Sonnenstrahlen (auch Krähenfüße genannt) schräg nach oben. Klopfe mit trommelnden Bewegungen der Fingerkuppen die Pflege auf dem Unterlid bis zur Schläfe ein. So werden Lymphfluss und Abtransport angeregt und deine Augen wirken frisch und wach. Silikone und Mineralöl polstern zwar sichtbar die Fältchen auf, wirken aber langfristig austrocknend, irritierend und sind dazu noch umweltschädlich. Sie gehören nicht in deine Augencreme.

Straffende Pflegeprodukte

Machen sich erste Fältchen bemerkbar, oder bist du schon länger Jung? Dann wird es Zeit, das Bindegewebe zu stärken. Die Faltentiefe nimmt zu, da die hauteigene Produktion von Hyaluron und Kollagen nachlässt. Um Falten und Fältchen zu unterpolstern eignen sich Seren und Pflanzenöle mit vielen ungesättigten Fettsäuren. Diese sind reich an intensiven Wirkstoffen gegen Pigmentveränderungen, Feuchtigkeits- und Elastizitätsverlust. Eine kleine Menge des Serums oder des Pflanzenöls auf deine Hände nehmen und auf Gesicht, Hals und Dekolleté verteilen. Mit sanften Streichungen einmassieren. Am Hals von unten nach oben streichen. Im Gesicht von innen nach außen, beginnend am Kinn. Die Stirn von unten nach oben ausstreichen. So erzielst du einen prallen, strahlenden Effekt. Hautregenerierendes Rosenöl, porenverfeinernde Rosengeranie und kostbares, pflegendes Sandelholz sind beste ätherische Öle, um die Zeichen der Zeit zu lindern. Straffende, feuchtigkeitsspendende und abschwellende Rohstoffe sind Wildrosenöl, pflanzliches Hyaluron, Rosen-, Sandelholz- und Immortellenwasser. Süssholzextrakt verbessert dunkle Ringe und Schattierungen.

Lippenpflege

Für schöne Lippen und einen gesunden Körper solltest du besonders bei der Lippenpflege auf Mineralöl- und Silikonfreie Produkte achten. Wissenschaftlich konnten bis zu 4 kg nicht abbaubares Mineralöl im Körper einer Frau, die gerne Lippenstift trägt, nachgewiesen werden. Basis gesunder, zarter Lippenpflege sind Bienenwachs, Shea- und Kakaobutter, etc. Das ätherische Öl Melisse hilft gegen Herpes, Salbei ist stark antiviral und Rosengeranie wirkt pflegend.

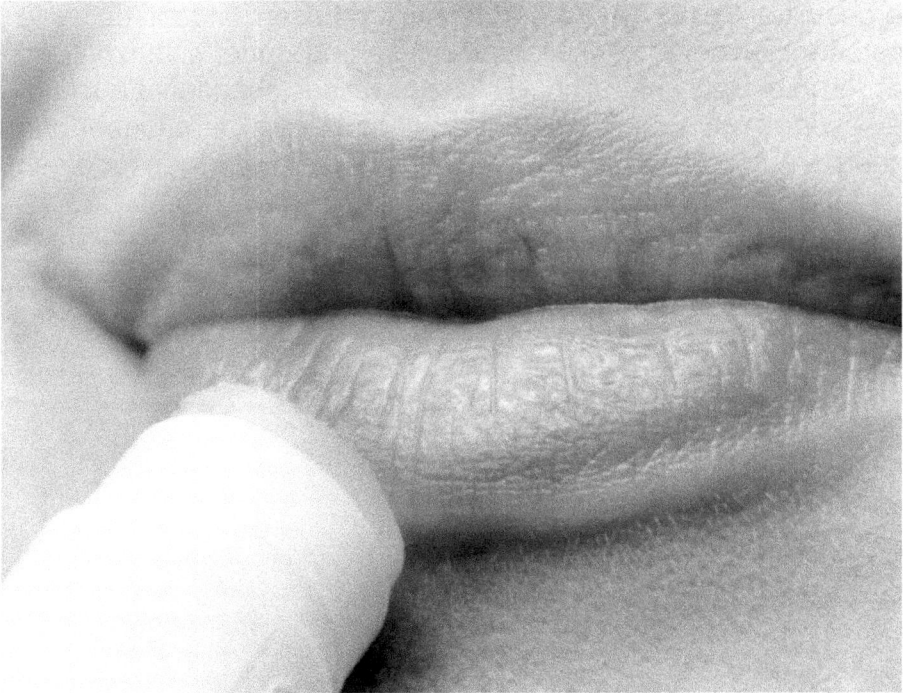

Pflegecremes

Als alleinige Pflege oder über das Serum kommt eine kleine Menge Creme, so dass die Haut optimal geschützt und genährt ist. Tagsüber pflegt und schützt sie, nachts sorgt sie für die nötige Regeneration der Haut. Je nach Hautzustand und Alter solltest du ein leichtes Fluid bis hin zu einer gehaltvollen Creme benützen. Zudem kannst du deine Pflege den Jahreszeiten anpassen, um immer den optimalen Schutz zu erreichen. Im Winter dient dazu eine reichhaltige Creme, im Sommer reicht oftmals ein leichtes Fluid. Verzichte bei den Cremes auf porenverstopfende und wertlose Mineralöle und Silikone, sowie durch Tierquälerei hergestellte Seide. In Naturkosmetikprodukten findest du viele kostbare Rohstoffe; pflanzliche Wachse und Butter schützen und nähren die Haut, natürliche Pflanzenwässer spenden Feuchtigkeit, verfeinern und klären sie, Pflanzenextrakte pflegen und lindern Hautprobleme, Pflanzenöle und Mazerate sorgen für einen ausgeglichenen Lipidhaushalt.

Wöchentliches Verwöhnprogramm

Ergänze wöchentlich das tägliche Pflegeprogramm um Peeling und Maske. Falls nötig kannst du abends einmal pro Woche die Haut ausreinigen. So verwöhnst, aktivierst, regenerierst und pflegst du sie.

Gründliches Waschen der Gesichtshaut

Das tägliche 1-3 minütige Reinigungsritual morgens und abends ist und bleibt das A und O einer schönen Haut.

Porentiefe Reinigung durch Peeling (1-2x wöchentlich)

Peeling-Produkt auf die feuchte Haut auftragen. Streiche und kreise 4-5 Minuten mit sanften Bewegungen der Finger über das Gesicht, Hals und Dekolleté. Durch ein Peeling werden tote Hautschüppchen, Verhornungen und überschüssige Fette sanft von der Hautoberfläche entfernt, so dass diese wieder gut mit Sauerstoff und Wirkstoffen versorgt werden kann. Starkes Rubbeln ist nicht förderlich, auch keine Bürsten und Schleifgeräte. Dies schädigt die obere Hautschicht und kann dazu führen, dass Keime in die Haut gelangen.

Wenn ich beruflich unterwegs bin und abends in einem Hotel übernachte, nehme ich mir das nicht benötigte Zuckertütchen vom Kaffee, mische es mit Pflanzenöl und bekomme dadurch ein sanftes, schnelles Gesichtspeeling.

Ausreinigen von Unreinheiten

Jetzt kannst du die Haut ausreinigen. Nimm dir Zeit dazu und drücke bitte nur unter absolut hygienischen Bedingungen die Pickel aus. Entferne ausschließlich reife Pickel, die leicht zu öffnen und zu leeren sind. Anschließend trägst du immer eine beruhigende Maske auf. Es spricht nichts gegen das Ausreinigen der Haut, wenn du folgende Anleitung beachtest und nur 1-2 Mal wöchentlich abends ausdrückst, damit sich die Haut über Nacht erholen kann. Dadurch haben Entzündungsherde Zeit abzuklingen und werden nicht ständig gereizt. Bitte nicht täglich an den Pickeln herumdrücken. Überschüssigen Talg bekommst du leicht mit einem Reinigungsgel, sanftem Peeling oder einer Tonerde-Maske von der Haut herunter. Da ist kein Ausreinigen nötig.

Schritt für Schritt Anleitung zum Ausreinigen
Wasche deine Haut mit einem sanften Reinigungsprodukt. Befeuchte dann ein kleines Gästehandtuch mit 2/3 warmem Wasser und 1/3 warmem Lavendelwasser. Dann legst du das Gästehandtuch auf das Gesicht, lässt die Nase frei und drückst es 1-2 Minuten an. Durch die Hitze können sich die Poren öffnen. Je wärmer, desto besser. Handtuch abnehmen und Einweghandschuhe anziehen. Ein softes Kosmetiktuch um die Zeigefinger nehmen, tief unter den reifen Pickel greifen und drücken. Wasche die Haut nach dem Ausdrücken gründlich mit einem milden Reinigungsprodukt. Tränke zwei Wattepads mit Gesichtswasser und streiche damit sanft über die Gesichtshaut. Träufle ätherisches Lavendelöl auf ein Wattestäbchen und betupfe die behandelten Unreinheiten. Bitte lasse tiefe innere Knoten und Pickel, die noch nicht reif sind in Ruhe, auch wenn sie schmerzen. Die Haut darüber ist noch fest und intakt. Außer dass sich die Unreinheiten noch mehr infizieren, der Entzündungsherd größer und die Haut gereizt wird, erreichst du mit dem Drücken absolut nichts. Lindern kannst du „innere Pickel", indem du sie drei bis vier Mal täglich mit Lavendel-, Manuka- oder Teebaumöl betupfst. Du kannst auch punktuell über Nacht beruhigende weiße bzw. entgiftende grüne Tonerde, oder

reinigende Lavaerde auftragen. Wenn du viele tiefe Knoten unter der Haut hast, überprüfe deine Kosmetik auf Mineralöle und Silikone. Sollten diese in deinen Produkten enthalten sein, kann ich nur empfehlen, shoppen zu gehen und zertifizierte Naturkosmetik einzukaufen. Am besten bei einer kompetenten Naturkosmetikerin, die deine Haut auch behandelt.

Wöchentlicher Frischekick: Die Maske

Nach dem Peeling oder nach dem Ausreinigen trägst du eine entgiftende, beruhigende oder feuchtigkeitsspendende Maske auf die Haut auf. Lass die Maske 15 Minuten einwirken, genieße die Entspannung und wasche sie dann mit viel Wasser ab. 1-2x wöchentlich reicht aus. Tolle Masken kannst du aus Quark, Ton- und Heilerden, Gurken und dick aufgetragenen Cremes, Ölen und Honig kreieren.

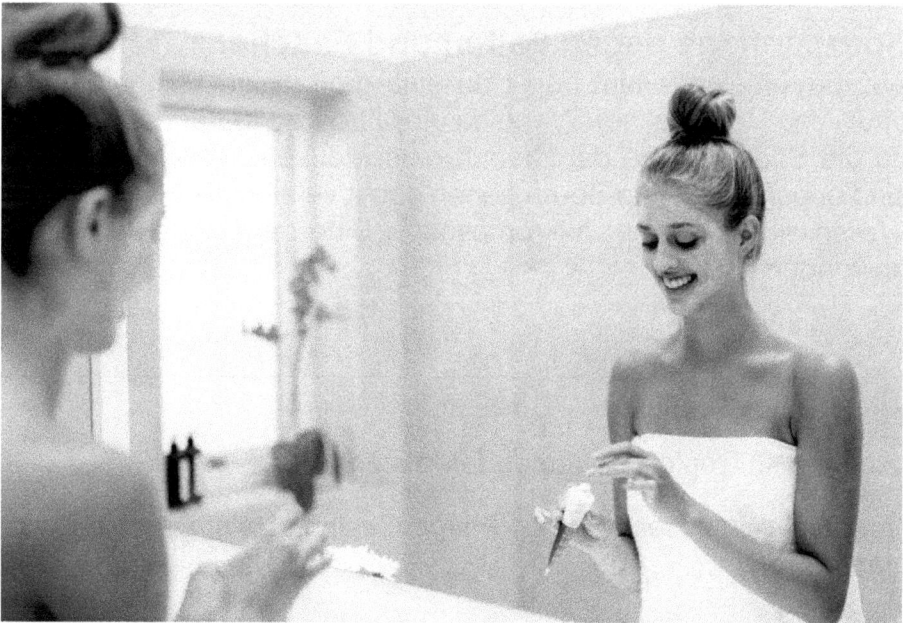

Sanftes Gesichtswasser

Nach dem Ausreinigen und nach der Maske wird das Gesichtswasser großzügig aufgesprüht oder mit den Fingern in die Haut eingeklopft, um den PH-Wert der Haut schnell wieder ins saure Milieu zu bringen und sie zu tonisieren. Achte beim Kauf darauf, dass kein denaturierter (vergällter) und dadurch austrocknender Alkohol, keine Hautschutzbarriere schwächenden PEGs und Tenside wie Isoceteth 20, sowie keine allergenen Parabene in den Wässern enthalten sind.

Spezialpflege gegen Unreinheiten

Nun trägst du punktuell Lavendel-, Manuka- oder Teebaumöl auf die betroffenen Stellen auf. Hautberuhigend und desinfizierend wirken auch natürliche Pflanzenwässer. Pfefferminz-, Teebaum-, Lavendel-, Myrten- und Immortellenwasser sind hervorragende reinigende und feuchtigkeitsspendende Sprays für Zwischendurch.

Spezialpflege gegen Falten und Fältchen

Auf die tonisierte Haut trägst du eine großzügige Menge Serum oder Aloe Vera Gel auf. Wenn du ein Ultraschallgerät hast, kannst du die Spezialpflege damit sanft einschleusen. Ultraschallwellen sind ungefährlich, die Seren gehen damit tiefer in die Haut und die Wellen wirken wie eine Mikromassage. Bitte keine anderen Geräte anwenden.

TIPP

Mische 1-2 Tropfen Serum und Pflanzenöl.

Massiere mit dieser seidigen Pflege Gesicht, Hals, Dekolleté und Hände.

Massage mit reinen, kaltgepressten Pflanzenölen

Die Massage ist das Highlight der Woche. Der Hautstoffwechsel wird angeregt und Schlacken abtransportiert. Du kannst mit einfachen Massagegriffen die Haut aktivieren, die Durchblutung unterstützen und das Gewebe festigen.

Massage mit Pflanzenölen

Hier eine kleine Auswahl von Pflanzenölen für Massagen. Diese kannst du auch gerne untereinander mischen, um allen Ansprüchen deiner Haut gerecht zu werden.

Aloe Vera Öl	feuchtigkeitsspendend
Aprikosenkernöl	revitalisierend
Arganöl	zellregenerierend
Calendulaöl	beruhigend
Jojobaöl	nährend
Mandelöl	verwöhnend
Nachtkerzenöl	tiefenwirksam feuchtigkeitsspendend
Sheabutter	feuchtigkeitsbindend
Wildrosenöl	wundheilend

Anleitung zur Massage

Erwärme 5-10 ml Pflanzenöl, bis es eine für dich angenehme Temperatur hat. (max. 38 Grad). Durch die Wärme kann das Öl leichter eindringen und gelangt schneller in den Stoffwechsel - eine Wohltat für deine Haut.

Trage das Öl auf die gereinigte Haut auf und wiederhole jeden Griff 3-5 Mal.

Mit beiden Händen sanft drückend über das Dekolleté hin und her streichen.

Von unten nach oben den Hals ausstreichen.

Das Gesicht von der Mitte nach außen mit festem Druck mit langen fließenden Bewegungen massieren. Erst Kinnbereich, dann unter den Wangenknochen, unter den Augen und schließlich über die Stirn.

10 Minuten ruhen und eventuelle Überschüsse vom Öl einziehen lassen oder mit einem Kosmetiktuch abtupfen.

Abschlusspflege

Zum Schluss verwöhnst du deine Haut mit einer kleinen Menge Creme. Sie ist jetzt optimal durchfeuchtet, genährt und gepflegt. Für dein Verwöhnprogramm findest du im Handel Natur- und Biokosmetik in Hülle und Fülle. Kompetente Verkäuferinnen können dir sagen, welche Produkte synthetisch (konventionell), naturnah, zu bestimmten Prozentsätzen natürlich und zu 100% Natur- bzw. Biokosmetik sind. Du kannst deine Kosmetik auch selbst mischen. Die passenden Do-it-yourself-Rezepte findest du in Band 1 Von Natur aus schön „Natürliche Hautpflege bei Akne & Unreinheiten" und Band 2 Von Natur aus schön „Natürliche Hautpflege für schöne reife Haut"

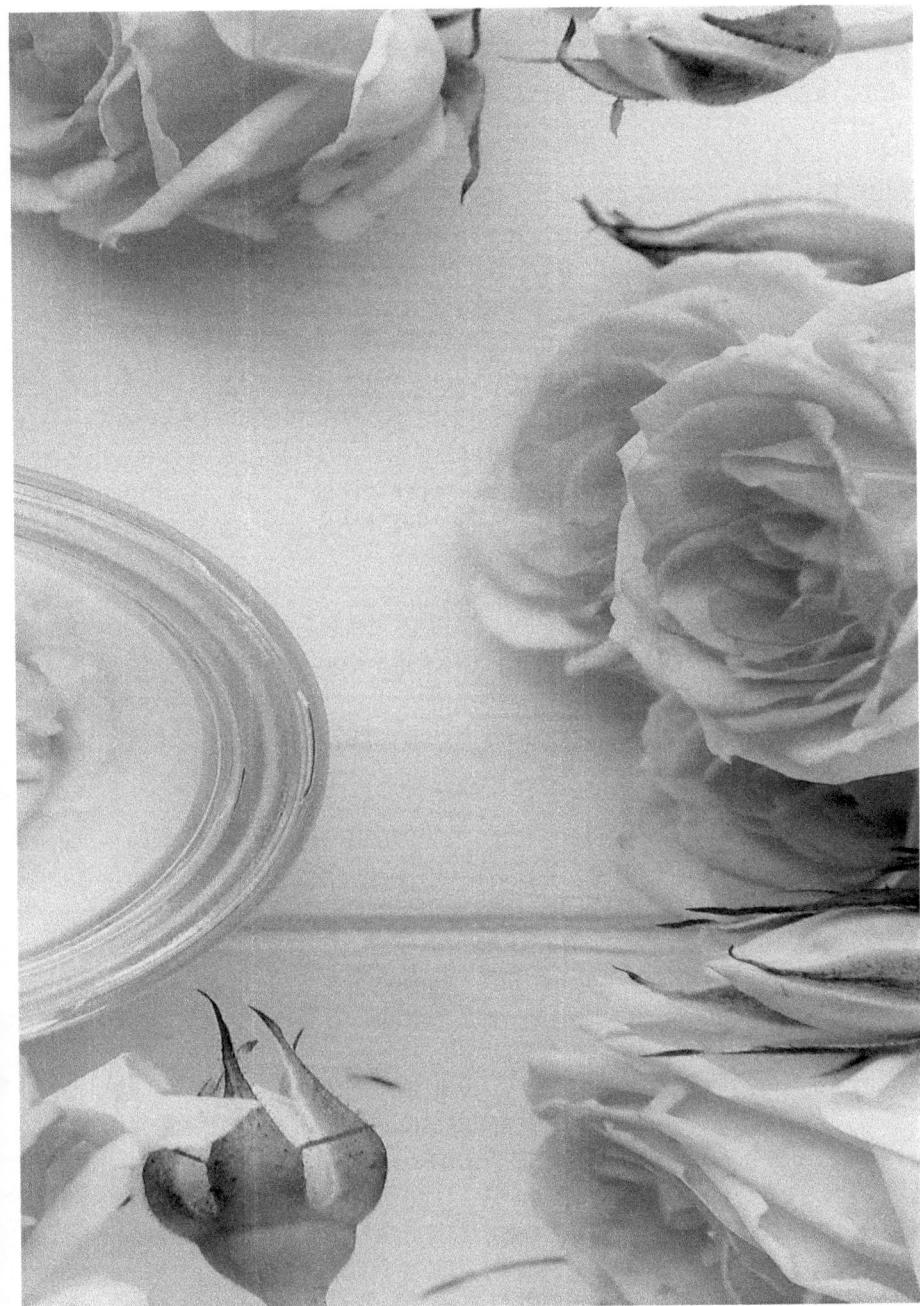

Über die Autorin

Ich bin Marianne Nick, Ü50 und seit über 20 Jahren im Bereich Kosmetik tätig.

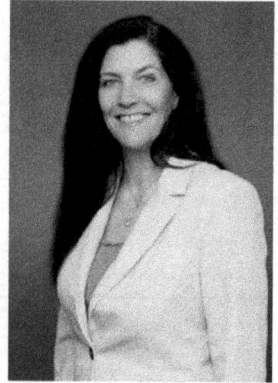

Als junge Frau bin ich oft zur Kosmetikerin gegangen, kaufte teure Cremes und hab meine Hautprobleme dennoch nicht in den Griff bekommen. Nach den ersten Jahren mit monatlichen Behandlungen und Eigenexperimenten, habe ich einen Gutschein bei einer mir unbekannten Kosmetikerin bekommen. Ich habe ihn eingelöst und mir ging ein Licht auf. Diese Kosmetikerin hat mir zum ersten Mal erklärt, wie wichtig die Vorbereitung und Reinigung der Haut ist. Und das es Sinn macht, Produkte aufeinander abzustimmen.

Endlich wurde meine Haut besser. Und so beschloss ich, selbst die Ausbildung zur Kosmetikerin zu machen und mir ein zweites Standbein aufzubauen. Sehr erfolgreich, mit mehreren Auszeichnungen habe ich dann mein Kosmetikinstitut am Bodensee geführt.

Durch immer mehr Wissen kam ich von der konventionellen Kosmetik zur naturnahen Kosmetik und schließlich von der Naturkosmetik zur Biokosmetik. In den letzten sieben Jahre konnte ich viel Erfahrung mit natürlichen, zertifizierten Rohstoffen, naturreinen ätherischen Ölen und kaltgepressten Pflanzenölen, sowie Pflanzenwässern sammeln.

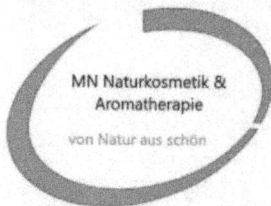

MN Naturkosmetik &
Aromatherapie
von Natur aus schön

Meine Hautprobleme sind seither Vergangenheit. Altersflecken, die bis vor sieben Jahren rapide zunahmen, sind verblasst und neue nicht hinzugekommen. Die Haut ist straffer, fein, rein und sieht viel gesünder aus.

Mail: marianne.nick@web.de
Tel.: +49 1515 780 781 4
www.mn-naturkosmetikundaromatherapie.de

Zuvor verwendete ich Produkte, deren Inhaltstoffe meiner Haut langfristig nicht guttaten. Die jetzigen Produkte, sind eine Wohltat für Haut, Seele und Natur. Rohstoffe, die wirklich helfen. Beeindruckende Ergebnisse. Reife Haut, die gepflegt aussieht. Altersflecken und Rötungen, die deutlich verbessert werden. Wunderbare Düfte, wenn die Nase sich an die natürlichen Nuancen gewöhnt hat.

Hunderte von Kunden aus Kosmetikinstituten, Wellnessabteilungen, Hotels, Bioläden, Apotheken und Drogeriemärkten habe ich in den letzten Jahren geschult. Es macht Spaß zu sehen, wie das Bewusstsein für wertvolle und natürliche Rohstoffe wächst und wie diese in der umkämpften Kosmetikwelt ihren Siegeszug führen. Fachpersonal wie Laien spüren die positive Wirkung.

Vielen Menschen ist es zunehmend wichtig, schonend mit sich und den Ressourcen der Welt umzugehen. Statt „Time is money" ist „Slow down" angesagt. So geht es auch mir. Einfach mal die Seele baumeln lassen und mich selbst mit natürlichen Produkten verwöhnen, ohne schlechtes Gewissen. Ich hoffe, ich kann dich mit meinen Büchern dafür begeistern.

Mehr Infos unter:

www.mn-naturkosmetikundaromatherapie.de

Weitere Bücher

Band 1 Von Natur aus schön

Natürliche Hautpflege bei Akne & Unreinheiten

Band 2 Von Natur aus schön

Natürliche Hautpflege für schöne reife Haut

Literaturverzeichnis

Praxis Aromatherapie, Haug, Monika Werner,

Ruth von Braunschweig

Ätherische Öle, Irisiana, Maria M. Kettenring

Pflanzenöle, Stadelmann Verlag, Ruth von Braunschweig

Hydrolate, Freya, Ingrid Kleindienst-John

Kosmetik-Inhaltsstoffe von A-Z, AT Verlag, Heinz Knieriemen

Naturkosmetische Rohstoffe, Freya, Heike Käser

Olionatura, www.olionatura.de, Heike Käser

Naturkosmetik, Pia Hess, Pia Hess

Naturkosmetik, Herbig, Elfriede Dambacher

Schönheitsrezepte aus der Natur, Ludwig, Rita Stiens

Handbuch Ätherische Öle, Joy Verlag, Katharina Zeh

Niemand riecht so gut wie du, Piper, Hanns Hatt, Regina Dee

Kräuterlexikon, www.heilkraeuter.de, Eva Marbach Verlag

Natürliche Hautpflege bei Akne & Unreinheiten, BOD-Verlag,

Marianne Nick

Natürliche Hautpflege für schöne reife Haut, BOD-Verlag,

Marianne Nick